U0333382

中国医学临床百家

李 辉/著

食管癌
李辉 2017 观点

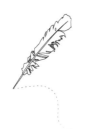

科学技术文献出版社
SCIENTIFIC AND TECHNICAL DOCUMENTATION PRESS

·北京·

图书在版编目（CIP）数据

食管癌李辉2017观点 / 李辉著. —北京：科学技术文献出版社，2017. 6（2018. 7 重印）

ISBN 978-7-5189-2674-9

Ⅰ.①食…　Ⅱ.①李…　Ⅲ.①食管癌—诊疗　Ⅳ.① R735.1

中国版本图书馆 CIP 数据核字（2017）第 101191 号

食管癌李辉2017观点

策划编辑：孔荣华　　责任编辑：彭　玉　　责任校对：张吲哚　　责任出版：张志平

出　版　者	科学技术文献出版社	
地　　　址	北京市复兴路15号　　邮编　100038	
编　务　部	（010）58882938，58882087（传真）	
发　行　部	（010）58882868，58882874（传真）	
邮　购　部	（010）58882873	
官方网址	www.stdp.com.cn	
发　行　者	科学技术文献出版社发行　全国各地新华书店经销	
印　刷　者	北京虎彩文化传播有限公司	
版　　　次	2017 年 6 月第 1 版　2018 年 7 月第 3 次印刷	
开　　　本	710×1000　1/16	
字　　　数	83千	
印　　　张	9.25　彩插4面	
书　　　号	ISBN 978-7-5189-2674-9	
定　　　价	88.00元	

版权所有　违法必究

购买本社图书，凡字迹不清、缺页、倒页、脱页者，本社发行部负责调换

序
Foreword

韩启德

  欧洲文艺复兴后，以维萨利发表《人体构造》为标志，现代医学不断发展，特别是从 19 世纪末开始，随着科学技术成果大量应用于医学，现代医学发展日新月异，发生了根本性的变化。

  在过去的一个世纪里，我国现代化进程加快，现代医学也急起直追。但由于启程晚，经济社会发展落后，在相当长的时期里，我国的现代医学远远落后于发达国家。记得 20 世纪 50 年代，我虽然生活在上海这个最发达的城市里，但是母亲做子宫切除术还要到全市最高级的医院才能完成；我患猩红热继发严重风湿性心包炎，只在最严重昏迷时用过一点青霉素。20世纪60—70年代，我从上海第一医学院毕业后到陕西农村基层工作，在很多时候还只能靠"一根针，一把草"治病。但是改革开放仅仅30多年，我国现代医学的发展水平已经接近发达国家。可以说，世界上所有先进的诊疗方法，中国的医生都能做，有的还做得更好。更为可喜的是，近年来我国医学界开始取得越来越多的原创性成果，在某些点上已经处于世界领先地位。中国医生已经不再盲从发达国家的疾病诊疗指南，而能根据我们自己的经验和发现，根据我国自己的实际情况制定临床标准和规范。我们越来越有自己的东西了。

要把我们"自己的东西"扩展开来，要获得越来越多"自己的东西"，就必须加强学术交流。我们一直非常重视与国外的学术交流，第一时间掌握国外学术动向，越来越多地参与国际学术会议，有了"自己的东西"也总是要在国外著名刊物去发表。但与此同时，我们更需要重视国内的学术交流，第一时间把自己的创新成果和可贵的经验传播给国内同行，不仅为加强学术互动，促进学术发展，更为学术成果的推广和应用，推动我国医学事业发展。

我国医学发展很不平衡，经济发达地区与落后地区之间差别巨大，先进医疗技术往往只有在大城市、大医院才能开展。在这种情况下，更需要采取有效方式，把现代医学的最新进展以及我国自己的研究成果和先进经验广泛传播开去。

基于以上考虑，科学技术文献出版社精心策划出版《中国医学临床百家》丛书。每本书涵盖一种或一类疾病，由该疾病领域领军专家撰写，重点介绍学术发展历史和最新研究进展，并提供具体临床实践指导。临床疾病上千种，丛书拟以每年百种以上规模持续出版，高时效性地整体展示我国临床研究和实践的最高水平，不能不说是一个重大和艰难的任务。

我浏览了丛书中已经完稿的几本书，感觉都写得很好，既全面阐述有关疾病的基本知识及其来龙去脉，又介绍疾病的最新进展，包括笔者本人及其团队的创新性观点和临床经验，学风严谨，内容深入浅出。相信每一本都保持这样质量的书定会受到医学界的欢迎，成为我国又一项成功的优秀出版工程。

《中国医学临床百家》丛书出版工程的启动，是我国现代医学百年进步的标志，也必将对我国临床医学发展起到积极的推动作用。衷心希望《中国医学临床百家》丛书的出版取得圆满成功！

　　是为序。

作者简介

　　李辉，教授，主任医师，博士生导师。1984 年毕业于首都医科大学，1992 年毕业于爱尔兰都柏林大学三一学院外科系，获医学博士学位。现任首都医科大学附属北京朝阳医院胸外科主任、首都医科大学肺癌诊疗中心副主任、北京胸外科学会副主任委员、中国医疗保健国际交流促进会胸外科分会副主任委员、中国研究型医院学会胸外科分会副主任委员、美国胸外科学会（AATS）会员、美国胸外科医师学会（STS）会员、欧洲胸外科医师协会（ESTS）会员、国际心肺移植协会（ISHLT）会员、国际肺癌研究协会（IASLC）会员、国际食管疾病研究会（ISDE）会员。《Journal of Thoracic Disease》《Chinese Journal of Cancer Research》《中华医学杂志》《中华医学杂志英文版》《中华外科杂志》《中华肿瘤杂志》《中华胸心血管外科杂志》《中国胸心血管外科临床杂志》《中国肺癌杂志》编委。

　　先后获国家科技进步二等奖、军队科技进步一等奖和二等奖，2002 年获国家卫生部颁发吴阶平医学研究奖。自 1989

年以来，在国内外学术刊物上共计发表论文 100 余篇。主编及主译《食管功能障碍性疾病》《现代食管外科学》《现代胸外科急症学》《胸外科学》《临床技术操作规范：胸外科学分册》《临床诊疗指南：胸外科分册》《胸外科手术技术图谱》《胸外科围术期管理》《肺癌外科诊疗：临床关键技术》《胸外科内镜诊疗技术》等专著。

在食管良性病诊断和外科治疗、Barrett 食管基础研究、食管癌多学科综合治疗等方面有独特见解。在国内较早开展"胸腹腔镜联合食管切除 + 胃食管胸内吻合"的新术式，引领了国内微创食管外科的发展，其带领专科目前处于国内先进水平。近年来致力于推广和普及微创食管外科理念和技术，在全国进行高级研讨班、现场手术演示、巡讲等形式的学术推广活动数十场次。

前 言
Preface

几何学上的点，只有位置，没有长度，也没有宽度，更也没有高度，但无数的点可以延长成任意的线，而无数的线又可构成宽广的平面，若干个平面就可以成构成丰富多彩、变化多端的立体结构。因此，点是几何学的最基本要素。本书的编写正是基于"点"这样一个特性。试图通过"点"来连通"线和面"，达到以点带面的效果。

关于食管癌的专著已经出版了许多，但本书的编写方式与传统教科书及专著有显著区别，正像本书的书名《食管癌李辉2017观点》一样，书稿抓住食管癌中一个个点，其中既有目前食管癌中涌现的热点、重点以及共同点，也有存在的盲点、难点、疑点和焦点，更有潜在的起点、亮点。全书字数不多，每个观点独立成章，试图从不同侧面对这些问题进行深入细致地阐述，涵盖食管癌的许多方面，既有外科临床问题，也有基础研究；既有具体手术的方式方法，也有宏观前景展望。每个章节的编写方式也有所不同，包括综述、述评、文献复习，有些章节甚至还穿插了一些我们团队近年的一些研究成果。

还有一点，由于本书的策划，书名中包含我个人的名字，这让我多少有些不安，但鉴于这是出版社策划的一套丛书，书名统一为此，寓意表达本人2017的年度观点，我也无法改变。在此我只想强调，本书中观点只是我个人观点，由于我的能力、学识及经验的限制，书中难免存在谬误和不足，恳请业内同行给予理解和不吝赐教。此外，医学科学日新月异，本书编写于2016年，出版在2017年，其间新的理论或技术进展不断涌现，本人及出版社虽已尽最大努力及时出版，但如有纰漏还望多有指正。

在此，我想感谢我的同事及学生游宾、陈硕、赵彦和郭杰等在过去若干年中完成的相关临床和基础实验工作，以及对学术资料的整理，为本书增色不少。也要感谢科学技术文献出版社编辑的信任与鼓励，希望本书能对从事食管专业的研究生、年轻医师及中级医师有所帮助。

李　辉

目 录
Contents

食管癌根治术淋巴结清扫：永远绕不开的热点

　　与其他实体肿瘤的治疗原则一样，食管癌的外科治疗应能通过根治性手术切除达到准确分期、减少局部复发、延长患者生存、提高其生活质量的目的，故在考虑手术方式时，除肿瘤本身的切除外，更重要的是进行必要的淋巴结清扫。但是关于食管癌手术淋巴结清扫的话题一直存在争议，从国际 TNM 分期的变化就可略见一斑。

　　20 世纪 80 年代，人们发现上纵隔淋巴结转移是影响食管癌患者术后生存的主要因素。以日本学者为代表的东方外科界呼吁行广泛的淋巴结清扫术（"三野"淋巴结清扫术），认为其可提高生存率。但西方学者认为颈部淋巴结转移已属远处转移而非局部转移，这使三野清扫术受到诟病。自此关于二野淋巴结清扫术和三野淋巴结清扫术的争议就一直延续着。

为此，20 世纪 90 年代，日本学者就三野清扫术对食管癌患者生存率的影响开展了多中心的前瞻随机分组的研究，发现胸内食管癌无论位于何处，即使是早期肿瘤，也会向双侧喉返神经链淋巴结和贲门周围淋巴结发生转移，故认为三野清扫术更好。但也有研究发现，三野清扫术会明显增加术后吻合口瘘及声带麻痹等并发症的发生率，而包括双侧喉返神经链淋巴结在内的广泛二野和三野清扫术后的患者生存率并无显著差别。

目前为止，仅有两个比较三野清扫术和二野清扫术的随机对照试验，虽然均支持三野清扫术效果较好，但二者的样本量十分小且研究时间过于久远，证据的可信度不高。也有荟萃分析表明三野清扫术在患者的总体生存时间上优于二野清扫术，但他们的结果均存在很大的异质性，因此这些结论尚需进一步证实。

此外，由于食管癌淋巴结转移的规律和特点，食管壁内黏膜下淋巴管网密布且纵横交错，一旦食管癌侵及黏膜下层，将可能出现淋巴结转移。淋巴结的转移与肿瘤浸润食管壁的深度（T 分期）成正比，随着淋巴结转移数目和站数的增加，患者术后的生存率将逐渐下降，因此淋巴结清扫的程度会明显影响食管癌患者术后的长期生存。

1. 食管癌淋巴结清扫的价值

大量临床研究表明，食管癌淋巴结清扫的价值体现在以下 3 个方面：

①手术病理分期准确性提高。尤其是 2009 年第 7 版国际抗癌联盟（UICC）食管癌分期提出按转移淋巴结数目进行 N 分级，故须清扫 12 枚以上淋巴结方能保证分期准确性。

②对食管癌的淋巴转移方式有了更深入的认识。胸段食管癌的转移高发淋巴结组群为颈胸交界部喉返神经链，上、中、下段食管旁及贲门-胃左动脉-腹腔动脉链。从分期和根治两方面来讲，均要求对上述区域淋巴结行系统性清扫。

③手术根治性提高，术后局部复发减少，患者远期生存率获改善。比较行淋巴结清扫和常规食管癌切除术的结果不难发现，二野或三野淋巴结清扫术后的局部复发率一般低于 20%，而常规术式后可高达 30% ～ 40%；三野清扫术后患者 5 年生存率达40% ～ 50%，而常规术式鲜有高于 30% 者。

2. 淋巴结转移分期的变迁

（1）UICC 分期

在第 1 版（UICC，1968 年）中，颈部食管癌的区域淋巴结被定义为颈部淋巴结。胸段和远端食管癌的区域淋巴结被定义为胸腔和腹腔内淋巴结。

在第 3 版（UICC，1978 年）中，胸内食管癌的区域淋巴结被划分为：N0，没有淋巴结转移的证据；N1，手术探查或纵隔镜检查发现淋巴结转移的证据。

在第 4 版（UICC，1987 年）中，颈部食管癌的区域淋巴结

中国医学临床百家

被定义为包括锁骨上淋巴结的颈部淋巴结；胸内食管的区域淋巴结被定义为纵隔和胃周淋巴结，不包含腹腔淋巴结。N 分期仅划分为无（N0）或有（N1）区域淋巴结转移的证据。

在第 6 版（UICC，2002 年）中，对颈部食管和胸段食管的区域淋巴结分站进行了定义。

在最新的第 7 版（UICC，2009 年）中，腹腔干淋巴结和颈部食管旁淋巴结被划分为区域淋巴结，与原发肿瘤的位置无关。

（2）美国癌症联合会（AJCC）分期

在第 1 版（AJC/AJCC，1977 年）中，颈部食管的区域淋巴结被定义为颈部和锁骨上淋巴结，而胸段食管的区域淋巴结定义为邻近的纵隔淋巴结。N 分期–淋巴结转移采用了与第 3 版（UICC，1978 年）相同的分期方法。胸段食管的区域淋巴结被认为术前是无法评估的（NX）。经过手术评估，N 分期评估为：N0 为无淋巴结转移；N1 为有淋巴结转移。

在第 3 版（AJCC，1988 年）中，属于特定区域淋巴结的淋巴结分站根据各自的食管分段即颈段、上胸段和中胸段以及下胸段进行定义。这时腹腔淋巴结被认为是下胸段食管的区域淋巴结。N 分期根据区域淋巴结转移阳性定义为 N0 或 N1（图 1）。

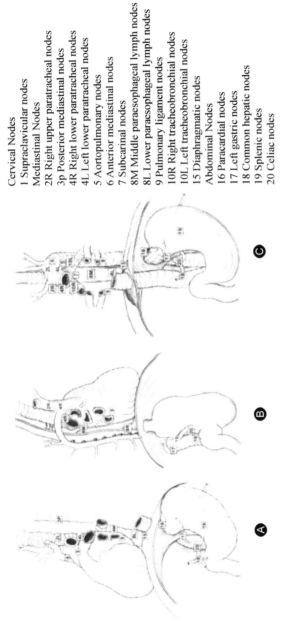

Cervical Nodes
1 Supraclavicular nodes
Mediastinal Nodes
2R Right upper paratracheal nodes
3p Posterior mediastinal nodes
4R Right lower paratracheal nodes
4L Left lower paratracheal nodes
5 Aortopulmonary nodes
6 Anterior mediastinal nodes
7 Subcarinal nodes
8M Middle paraesophageal lymph nodes
8L Lower paraesophageal lymph nodes
9 Pulmonary ligament nodes
10R Right tracheobronchial nodes
10L Left tracheobronchial nodes
15 Diaphragmatic nodes
Abdominal Nodes
16 Paracardial nodes
17 Left gastric nodes
18 Common hepatic nodes
19 Splenic nodes
20 Celiac nodes

图 1　在 AJCC 癌症分期手册中（AJCC，2010），用于食管癌分期的食管癌和区域淋巴结分站的淋巴结图谱，分别为左面观（A）、右面观（B）和前面观（C）

[来源：Edge SB，Byrd DR，Compton CC，et al.AJCC（American Joint Committee on Cancer）Cancer Staging Manual.7th ed.New York: Springer，2010.]

在第 4 版（AJCC，1992 年）中，采用与下胸段食管类似的方法，将胃左动脉淋巴结和贲门淋巴结改为上胸段和中胸段食管的特定区域淋巴结。

在第 6 版（AJCC，2002 年）中，提供了提示区域淋巴结分站的食管淋巴结图谱，增加了食管胃交界部的特定淋巴结。

在第 7 版（AJCC，2010）中，提供了更详细的食管癌淋巴结图谱。根据对一个全世界数据库的统计学分析发展起来的循证医学分期，根据转移阳性淋巴结的数目将 N 分期分为 4 级（N0 ～ N3）。

（3）日本分期

日本对食管癌有其相对独立的分期系统，而且比较复杂(表1)。

表1　第 10 版日本食管癌分期（JES，2007）区域淋巴结的站数与名称

颈部淋巴结		腹腔淋巴结	
100	颈浅淋巴结	1	贲门右淋巴结
101	颈部食管旁淋巴结	2	贲门左淋巴结
102	颈深淋巴结	3	胃小弯淋巴结
103	咽周淋巴结	4	胃大弯淋巴结
104	锁骨上淋巴结	5	幽门上淋巴结
		6	幽门下淋巴结
胸部淋巴结		7	胃左动脉淋巴结
105	上胸段食管旁淋巴结	8	肝总动脉淋巴结
106	胸段气管旁淋巴结	9	腹腔动脉淋巴结

续表

胸部淋巴结		腹腔淋巴结	
106rec	喉返神经旁淋巴结	10	脾门淋巴结
106pre	气管前淋巴结	11	脾动脉淋巴结
106tb	气管支气管淋巴结	12	肝十二指肠韧带淋巴结
107	隆突下淋巴结	13	胰头后方淋巴结
108	中胸段食管旁淋巴结	14	肠系膜上血管淋巴结
109	主支气管淋巴结	15	结肠中动脉淋巴结
110	下胸段食管旁淋巴结	16	腹主动脉淋巴结
111	膈肌上方淋巴结	17	胰头前方淋巴结
112	后纵隔淋巴结	18	胰腺下方淋巴结
112ao	胸段主动脉旁淋巴结	19	膈肌下方淋巴结
112pul	肺韧带淋巴结	20	膈肌食管裂孔淋巴结
113	动脉韧带淋巴结		
114	前纵隔淋巴结		

第 1 版（JSED/JES，1969 年）中，提供了提示区域淋巴结分站的食管淋巴结图谱。其修订版图谱包含在最新的第 10 版（JES，2007 年）中，且食管每个位置-颈段、胸段和腹段-肿瘤的区域淋巴结被划分为 N1、N2 和 N3 共 3 级。

在第 2 版（JSED/JES，1972 年）中，淋巴结划分为 4 级：其中 3 级为区域淋巴结（N1，N2 和 N3），1 级为远处淋巴结（N4）。在这一版中，对食管胃交界部肿瘤的 N 分期也进行了划分。

在第 6 版（JSED/JES，1984 年）中，区域淋巴结图谱以不同颜色对每个 N 分期进行表示。

在第 9 版（JSED/JES，1999 年）中，胸段食管的肿瘤 N 分期-淋巴结分期-根据三野淋巴结清扫的证据进行了修订。区域淋巴结分站重新进行划分，提供了新的淋巴结彩色图谱（图2）。编委会成员之间在按照淋巴结转移范围或数目划分 N 分期方面存在小的争议。因此在第 9 版（JSED/JES，1999 年）中，同时根据淋巴结转移范围和数目的修订版 N 分期被添加到附录。

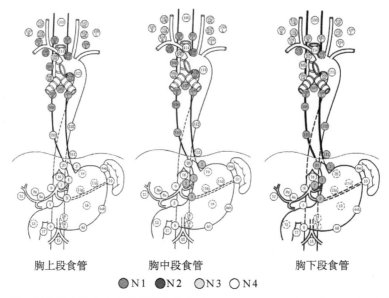

胸上段食管　　　　　胸中段食管　　　　　胸下段食管

●N1　●N2　○N3　○N4

图 2　第 9 版食管癌临床和病理学研究指南（JSED/JES，1999 年）中显示胸段食管癌淋巴结分期（N 分期）的淋巴结图谱（彩图见彩插 1）

（来源：Japanese Society of Esophageal Diseases.Guidelines for the clinical and pathologic studies on carcinoma of the esophagus.9th ed.Tokyo：Kanehara，1999.）

在最新的第 10 版（JES，2007 年）中，N 分期与之前所有的日本分期方法（JSED/JES）采用了相同的方法，根据淋巴结转移的解剖学范围进行划分。在这一版中，对颈部食管和食管胃交界部肿瘤的 N 分期-淋巴结分期进行了修订（图3）。

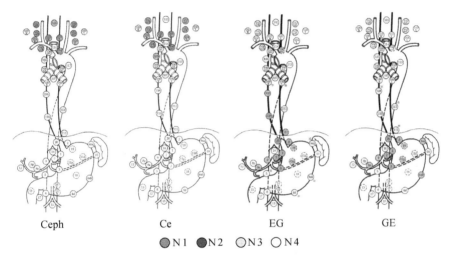

Ceph   Ce   EG   GE

●N1 ●N2 ○N3 ○N4

图3 第 10 版日本食管癌分期（JES，2007 年）中显示颈部和食管胃交界部肿瘤淋巴结分期（N 分期）的淋巴结图谱（彩图见彩插2）

（来源：Japan Esophageal Society.Japanese Classification of Esophageal Cancer. 10th ed.Tokyo：Kanehara，2007.）

（4）日本版分期和 AJCC 分期的异同点

TNM/AJCC 分期和 JES 分期最重要的区别在于 N 分期。在 TNM/AJCC 分期中，N 分期是根据转移的淋巴结数目进行划分；而在 JES 分期中，N 分期是根据转移淋巴结的所在区域进行划分。实践中，TNM/AJCC 分期的 N 分期更易于应用，特别是病理医生能轻易地确定切除标本中的转移淋巴结的数目，后者有很强的预后意义。而 JES 分期的 N 分期临床上应用比较复杂，病理医生难以确定切除标本中的转移淋巴结的分站。在日本，这一工作通常是由外科医师完成。此外，与转移淋巴结的数目相比，转移淋巴结分站并不总是具有很强的预后意义。这是 JES 分期在日本以外没有被广泛应用的主要原因。但是，与日本肿瘤分期和原则类似，JES 分期不仅有预测预后的作用，还具有指导淋巴结清扫的作用。几乎所有日本肿瘤外科医生均相信区域淋巴结转移可能仍然属于局部疾病的范畴，为了疾病根治的目的应当实施手术。另一方面，如第 1 版至第 6 版（UICC/AJCC）中 N 分期所提出的，西方肿瘤外科医生似乎认为淋巴结转移是难以手术根治的全身性疾病。淋巴结转移方面理念的差异导致 N 分期方法的不同。

3. 术前如何判断转移淋巴结

食管有广泛的淋巴引流系统，淋巴结因素是预测食管癌患者预后的最重要因素。而淋巴结的转移和分布因原发肿瘤的位置、大小和浸润深度的不同而有所不同。因此应用 CT、超声、MRI 或正电子发射计算机断层显像（PET）等手段来确定合理的淋巴结清扫范围是很重要的。

通常通过 CT 和内镜超声检查（EUS）可以发现的最常见淋巴结转移部位是纵隔及腹腔干动脉周围的淋巴结。在对淋巴结转移的检出方面，一般认为 EUS 优于 CT。不过使用 EUS 只能发现靠近食管壁的淋巴结，而 CT 能发现局部和远处的转移性淋巴结。

对于因管腔狭窄导致 EUS 不能通过的食管癌病例，CT 在腹腔淋巴结诊断方面的价值优于 EUS，是典型的淋巴结 CT 表现。

转移性淋巴结的 CT 特征主要取决于淋巴结的大小，短轴直径＞1cm 的淋巴结多提示是转移性淋巴结。但大小不是确定淋巴结转移敏感指标，有些转移性淋巴结也可以小于 1cm。当纵隔和腹腔淋巴结的最大直径＞1cm 时一般就是异常的淋巴结。短轴直径＞1cm 的纵隔淋巴结除了隆突下淋巴结外都是异常的，而 1.4cm 是纵隔淋巴结正常值的上限。多数研究都采用 1cm 大小的标准来判定是否是淋巴结转移，其敏感度为 30% ～ 60%，特异度为 60% ～ 80%。我们必须认识到，淋巴结肿大是非特异性的，由于反应性或炎性淋巴结也常有增大，而一些早期转移的淋巴结却多数没有明显增大。食管周围的肿大淋巴结很难与肿瘤直接侵犯相鉴别。周围没有原发病灶是确定淋巴结转移的可靠表现，即使淋巴结并没有明显增大。

CT 诊断纵隔淋巴结肿大的敏感性不高，一般认为其敏感度和特异度分别为 60% ～ 80% 和 90% 左右。关于区域淋巴结转移的诊断，一项荟萃分析报道：CT 的敏感度为 50%、特异度为 83%，而脱氧葡萄糖正电子发射断层扫描（FDG-PET）的敏感度为 51%、特异度为 84%。Lehr 报道 CT 诊断纵隔及腹腔淋巴结转移的准确率分别为 56% 和 45%，与 MRI 无显著性差异。尽管近年来 MRI 的诊断价值明显提高，但 MRI 在评估局部转移方面还有局限。

4. 区域性淋巴清扫的部位及数量

(1) 区域淋巴结清扫的部位

区域淋巴结清扫的部位包括：颈部、胸腔以及腹部淋巴结（图4）。

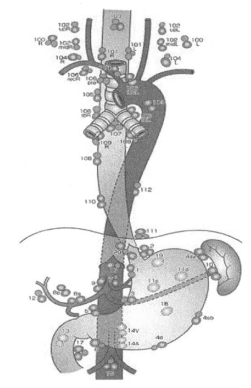

图4 区域淋巴结清扫的部位（彩图见彩插3）

注：①颈部淋巴结：101颈部食管旁淋巴结；104锁骨上淋巴结。②胸腔淋巴结：105上段食管旁淋巴结；106胸段气管旁淋巴结；106rec喉返神经旁淋巴结；106pre气管前淋巴结；106tb气管支气管淋巴结；107隆突下淋巴结；108中胸段食管旁淋巴结；109主支气管淋巴结；110下段食管旁淋巴结；111膈肌上方淋巴结；112后纵隔淋巴结。③腹部淋巴结：1贲门右淋巴结；2贲门左淋巴结；3胃小弯淋巴结；7胃左动脉淋巴结；8肝动脉淋巴结；9腹腔动脉淋巴结。

（来源：Japan Esophageal Society.Japanese Classification of Esophageal Cancer.

10th ed.Tokyo:Kanehara，2007.）

①胸上段食管癌：胸上段食管癌通常伴有颈段和上纵隔淋巴结转移，因而淋巴结清扫应包括颈部。胸骨正中劈开或胸骨上端部分劈开可能更有助于清扫颈胸交界区的淋巴结。虽然胸上段食管癌向下纵隔和腹腔淋巴结转移率较低，但也建议施行三野清扫术，其中腹腔区域要包括胃左动脉淋巴结。

②胸中段食管癌：在胸中段食管癌的淋巴结的转移主要发生在颈部和上、中、下纵隔以及腹腔三个区域。淋巴结清扫的范围包括颈部及锁骨上区域。但由于除了颈段食管旁淋巴结外，颈部其他区域淋巴结少有累及，故有学者建议可以经胸路径清扫颈部淋巴结（颈段食管旁）即可。当术前评估经胸路径清扫颈部淋巴结可能不足够时，加一个颈部路径清扫双侧喉返神经旁淋巴结直到甲状腺上极就很重要了。特别是 101 颈部食管旁淋巴结的清扫，锁骨上淋巴结 104 组也是同样。

③胸下段食管癌：胸下段食管癌淋巴结转移主要发生在纵隔和腹部，颈部转移率相对较低。最佳的淋巴结清扫方法仍在讨论中，有学者认为颈部淋巴结应清扫，而更多的学者认为只需充分清扫胸部淋巴结即可。

（2）区域淋巴结清扫的数目

目前对于早期或无远处转移的局部晚期的食管鳞状细胞癌来说，食管切除 + 淋巴结清扫术仍然是其中一种有效的治疗策略。根据 AJCC 第 7 版的食管癌 TNM 分期，N 分期的重点从阳性非局域淋巴结个数转变为手术切除的阳性淋巴结个数。因此，手术切除的阳性淋巴结个数对于确定 N 分期非常重要。然而切除肿瘤后的淋巴结清扫范围应该多大，这个问题依然是学术界争论的热点。虽然有部分学者认为根治性淋巴结清扫能更好地控制局部病灶、去除未能检测到的病灶以及可以延长患者的生存期，但另一部分学者却认为食管鳞癌是系统性疾病，根治性淋巴结清扫会增加患者术后并发症的发生率，并且不会延长患者的生存时间。

5. 淋巴结清扫的手术方法

（1）上纵隔淋巴结清扫

奇静脉弓断开后，沿着食管的后缘打开右上纵隔胸膜的后侧，向上直至锁骨下动脉水平。在开放性食管癌切除术中，右支气管动脉要仔细分离出来并予以保留。上段食管的后侧和左侧要从左侧胸膜分离开来。右上纵隔胸膜的前侧要沿着右侧迷走神经切开直至右锁骨下动脉。右喉返神经位于右锁骨下动脉末梢的位置，而淋巴结则处于右喉返神经周围，因此在解剖时要小心，避免损伤神经（图5）。上部食管的前面要连同周围的淋巴结一并游离出来。通过向后牵拉食管和向前轻压气管，是有可能显露气管左前方区域的。左喉返神经周围的淋巴结需要从主动脉弓清扫到颈部。显露左锁骨下动脉，清扫左喉返神经旁淋巴结。清扫左侧气管-支气管旁淋巴结过程中，左喉返神经和左支气管动脉将会在主动脉弓和左主支气管之间的左肺动脉主干表面显露出来（图6）。

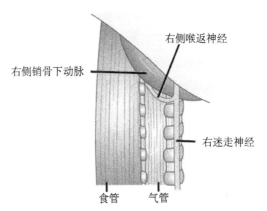

图5 右喉返神经处于右锁骨下动脉的末端,清扫右喉返神经周围淋巴结（彩图见彩插4）

（来源：Nobutoshi Ando. Esophageal Squamous Cell Carcinoma：Diagnosis and Treatment.Tokyo：Springer Japan，2015.）

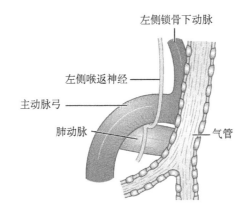

图6 显露左锁骨下动脉，清扫左喉返神经旁淋巴结。显露主动脉弓和左支气管之间的左肺动脉主干，清扫左侧气管 – 支气管旁淋巴结（彩图见彩插5）

（来源：Nobutoshi Ando. Esophageal Squamous Cell Carcinoma：Diagnosis and Treatment.Tokyo：Springer Japan，2015.）

（2）中下纵隔淋巴结清扫

沿着椎体前缘向裂孔方向切开中下纵隔胸膜。食管中下段后侧切开后可以显露出主动脉弓和降主动脉（图7）。位于食管下段后方的胸导管被结扎和分离后，将和食管一起被切除。采用直线切割缝合器将食管从原发肿瘤上方切断，然后将切断的食管断端及其周围组织游离至裂孔处，隆突下淋巴结单独摘除。这样就完成了食管游离和纵隔淋巴清扫。

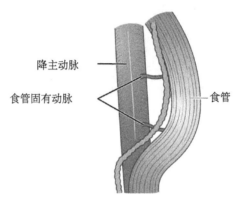

降主动脉

食管固有动脉

食管

图7 解剖食管中下段以暴露降主动脉，食管下段后方的胸导管被结扎和分离后，将和食管一起被切除（彩图见彩插6）

（来源：Nobutoshi Ando. Esophageal Squamous Cell Carcinoma：Diagnosis and Treatment.Tokyo：Springer Japan，2015.）

对经胸食管癌扩大切除术一直有许多批评声音。反对扩大性淋巴结清扫术的最常见理由是其会增加病死率和并发症。手术的破坏性对患者术后生活质量的影响是显而易见的。为了提高治愈率和术后生活质量，应该更加注意患者的个性化治疗。术中前哨淋巴结的定位和前哨淋巴结活检的概念似乎颇具吸引力。前哨淋巴结可以通过观察原发病灶的第一个引流点来辨别，这个辨别方法可以用于食管鳞状细胞癌的个性化淋巴结清扫。前哨淋巴结的病理状态可以用来预测所有区域淋巴结的状况，从而避免施行不必要的根治性淋巴结清扫术。这些技术可以使患者获益，避免根治性淋巴结清扫术所带来的不必要的并发症。Takeuchi 曾报道通过放射线引导技术来定位食管癌前哨淋巴结的研究，共纳入 75 例术前分期在 T1N0M0 或 T2N0M0 的原发性食道癌患者，有 71 例（95%）被确诊有前哨淋巴结；33 例有淋巴结转移的患者中有 29 例（88%）存在前哨淋巴结转移。前哨淋巴结诊断的准确度为 94%。我们相信这将有助于对食管癌患者实施准确的术中诊断和个体化的微创手术治疗。淋巴结清扫的程度可以根据前哨淋巴结的分布来决定。以后前哨淋巴结在食管癌诊疗中可能会扮演非常关键的角色，通过获得具体疾病信息来调整和修正每位患者的手术过程，从而避免施行不必要的大创伤手术。

综上所述，淋巴结清扫是食管癌外科治疗中的重要手段。新出版的《中国食管癌规范化诊治指南》提出，胸段食管鳞癌的手术适应证应为淋巴结转移数目未超过 6 枚以上（N0～N2）者；而在新分期中，ⅢC 期以上疾病则被明确列为手术禁忌证，尤其是发生多组、多野、多枚淋巴结转移（N3）者。

同时，《中国食管癌规范化诊治指南》也明确指出，淋巴结清扫提高了分期准确性、延长了肿瘤局部控制时间、改善了治愈率，但对于存在广泛淋巴结转移的局部晚期病例，无限度扩大手术则适得其反。根据食管癌淋巴转移的解剖和肿瘤生物学行为特点选择规范、合理的清扫是提高食管癌疗效的关键。

（李　辉）

胸段食管癌手术方式的选择：各种术式之优缺点

食管癌是世界上第八大常见的恶性肿瘤，同时也在最常见的肿瘤相关死亡原因中排第六位。据估算，2008 年全球共有482 300 例新发食管癌病例和 406 800 例因其死亡病例，病死率与并发症发生率比值高达 0.84。各个国家的食管癌发病率不尽相同。根据 2008 年的 GLOBOCAN 数据库统计，中国的食管癌发病率排世界第四。在美国，2013 年有约 17 990 位患者被确诊为食管癌，同时有 15 210 位患者因食管癌死亡。

食管癌是我国消化道高发恶性肿瘤之一，尽管目前主要的治疗模式是综合治疗，但外科手术仍是其最主要和最有效的治疗手段。外科治疗在食管癌的治疗中仍占重要地位，尤其在早中期的食管癌治疗中更是如此。尽管食管癌 5 年生存率从 5%（1975 年到 1977 年间）大幅度提高到 19%（2002 年到 2008 年间），但是其总体 5 年生存率仍然较差。

回顾食管外科的百年历史，在手术入路、淋巴结清扫范围、食管替代器官、吻合方式、微创技术等方面均得到全面发展。但是由于食管癌位于后纵隔，解剖位置深，纵行跨越颈、胸、腹三个区域，并且食管生理环境复杂而特殊，因此即使是在百年后的今天，食管癌外科手术仍然是富有挑战性的大型复杂外科手术，并且手术入路和方式繁多，包括了左胸、右胸、不开胸手术（广义上还包括胸腔镜下手术），而且迄今仍缺乏高级别循证医学证据来评估孰优孰劣。目前有几种可用的手术方式，但选择哪种手术方式取决于肿瘤的位置、淋巴结清扫范围、患者的总体状况以及手术医师的选择和判断。

6. 食管癌各种手术入路优劣性

最常用的两种开放术式包括经食管裂孔食管切除术（transhiatal esophagectomy，THE）和经胸食管切除术（transthoracic esophagectomy，TTE）。THE 包含经腹钝性游离食管（不开胸）及颈部食管-胃吻合术两部分。Ivor-Lewis 食管切除术（Ivor -Lewis esophagectomy，ILE）是经典的 TTE，包含经腹、经右胸并行胸内食管-胃吻合术。三切口 McKeown 术式是改良的 TTE，利用了 ILE 的经右胸和经腹部部分，同时增加颈部切口行食管-胃吻合术。与 THE 相比，TTE 切除胸内食管肿瘤的范围更广，且能够进行符合肿瘤切除标准的大范围纵隔淋巴结清扫，但 TTE 明显增加住院并发症的发生率，其中以呼吸系统并发症为主。THE 并发症发生率较低，但只能进行有限的淋巴结清扫，而隆突下和气管旁淋巴结无法清扫。尽管 THE 和 TTE 的 5 年生存率没有显著差异，但 TTE 组存在着生存率高的趋势，其 5 年生存率达到 39%，而 THE 组为 29%。

食管癌手术入路主要分为左胸入路、右胸入路和不开胸（经纵隔）入路。

①左胸入路：经左胸入路食管癌手术在我国开展最早，始于 20 世纪 40 年代，目前在我国北方地区仍应用较多。其方法包括常规左后外侧开胸一切口以及左侧胸腹联合切口和左胸-左颈两切口等以左侧开胸为基础的形式。其优点是只需左胸后外侧开胸一个切口，可良好暴露食管中段和下段、左侧膈肌、主动脉，经膈肌切口可暴露胃及脾。因此具有技术上更简便易行、操作上不用变换体位、省时省力、患者耐受性好、易于开关胸等优点。但左胸入路也有其致命的缺点，对于上纵隔淋巴结的清扫存在不足，可影响预后。由于主动脉弓和左锁骨下动脉的遮挡、弓上三角区域狭小及侧卧位的原因，对上纵隔及腹腔动脉干旁淋巴结清扫不便，尤其不能完全清扫到左、右两侧气管-食管沟和喉返神经旁的淋巴结。因此，左侧入路一切口或两切口并不能做到完全的胸腹二野淋巴结清扫，其下颈上纵隔区域的淋巴结复发率高达 30% ~ 40%。这使得在 2000 年以前我国手术治疗食管癌的疗效未能明显提升，患者的 5 年生存率一直徘徊在 30% 左右。尽管左胸入路有较大的缺陷，但由于术者的习惯和其简便性，在前些

年仍是我国多数外科医师的首选（图8）。

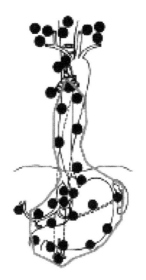

图8　左胸淋巴结清扫的可及范围

　　②右胸入路：包括常规或胸腔镜辅助右胸二切口（经上腹正中切口加右胸后外侧切口，Ivor-Lewis）和常规右胸三切口（左颈、右胸后外侧切口加腹正中切口）。其最大的优点是容易清扫上纵隔区域，尤其是两侧气管食管沟和左、右喉返神经旁的淋巴结，同时腹部淋巴结也比经左胸容易清扫。其解剖基础是经右胸入路除奇静脉弓遮挡外，在后纵隔内食管几乎没有任何遮挡。因此食管的游离和上纵隔淋巴结的清扫比左侧容易，其缺点是需要再次变换体位和消毒，费时费力。但由于经右胸入路更符合肿瘤外科原则，再者随着胸腹腔镜技术的不断进步和发展，近年来经右胸入路的胸腹腔镜食管癌切除加左颈吻合手术已在我国大型医院逐

渐开展，并逐步成为主流手术方式。已有报道，由于采用了右后外侧开胸加腹正中开腹二切口，对胸腹二野尤其是左、右两侧气管食管沟和喉返神经旁的淋巴结进行完全的清扫，使患者的 5 年生存率得到明显提高。经左、右胸食管癌手术的 1 年、3 年、5 年生存率分别为 84.3%、49.4% 和 43.1% 及 88.0%、61.3% 和 43.5%（图 9）。

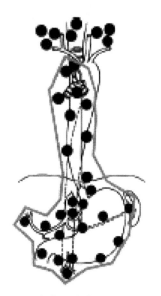

图 9　右胸淋巴结清扫的可及范围

　　值得指出的是，目前胸腔镜下微创食管癌切除手术（minimally invasive esophagectomy，MIE）已在国内大型医疗中心较普遍的开展，其基本特点是微创、对心肺干扰小、可在密闭的右侧胸腔内完成，而这些正是不开胸手术的优点所在。非开胸手术受诟病的外科学"非直视"和肿瘤学"淋巴结清扫缺失"的短板随着 MIE 发展也迎刃而解。MIE 发展已赋予不开胸手术全新的内容和意义。

③不开胸（经纵隔）入路的方式：既往主要用于早期食管癌拔脱或经膈肌裂孔食管癌切除及食管胃颈部吻合术。切口可以是经腹部正中切口和颈部切口，也可用腹腔镜或（和）纵隔镜辅助。由于不开胸入路存在淋巴结清扫方面的缺陷、非直视下切除食管所带来的出血和气管撕裂等手术风险或纵隔镜下手术空间狭小等缺点，故目前在我国已很少应用。不开胸 EC 手术以经食管裂孔（腹部和颈部切口）手术为代表。该手术 1900 年始于动物实验，1933 年在人体手术成功。然而，在 20 世纪 70 年代以前，该术式在外科学"直视"原则和肿瘤学"根治"原则两方面均受到质疑，几乎处于被放弃的状态。

1971 年，日本外科医师 Akiyama 再次将其成功用于临床，1978 年美国胸外科医师 Orringer 将其发展成熟并使其得以推广。2007 年，该作者单中心已完成 2007 例不开胸手术，病死率为 7%，5 年生存率达 30%。

2011 年一项来自中国的研究认为，经裂孔手术（58 例）与开胸手术的疗效并无差别：术后 1 年、3 年、5 年生存率分别为 91.0%、60.5%、44.6% 及 84.5%、49.2%、37.2%。因此提出，该入路在高龄、心肺功能差、病变较早、无淋巴结转移，尤其是高位颈段食管癌患者的治疗中有一定地位。

目前关于这两者的比较仅有一项大样本量的 RCT 研究，结果显示：经裂孔入路相比于经胸入路具有更低的病死率，但两组的食管癌患者的中位生存时间、无疾病生存时间等方面均无统计学差异，而经胸入路比经裂孔入路更倾向于使患者获得更高的 5 年生存率（39% *vs.* 29%）。

目前的荟萃分析表明，两种入路均能使患者获得相似的生存时间，尤其是在淋巴结阳性患者中，但在胃食管交界癌患者中，经裂孔入路能够明显减少住院时间和降低术后 30 天病死率。

目前，已形成以下共识和标准：对于可切除胸段食管癌，推荐右胸入路行食管癌切除加胸腹二野或三野淋巴结清扫为主要治疗入路和模式，但因得出以上结论的研究均为回顾分析研究，目前获得的循证医学证据级别处于Ⅲ级水平，推荐强度为中等，尚需大样本前瞻性随机分组的研究结果来佐证，而这也是下一步研究的方向。

7. 胃食管吻合方式

（1）吻合方式

常见的胃食管吻合方式主要有手工吻合、全机械吻合（环形吻合）以及半机械吻合（端端直线吻合）等。

目前的研究表明，全机械环形吻合相比于手工吻合能够显著减少手术时间，但其具有更高的胃食管吻合口狭窄发生率，而半机械直线吻合术相比于手工吻合则能够降低吻合口瘘以及吻合口狭窄的发生率，因此有学者推荐将半机械直线吻合术作为优先选择的吻合方式。

一项 RCT 研究结果显示：吻合口瘘的发生率在这三种吻合方式中没有区别，而半机械直线吻合术能够明显降低吻合口狭窄的发生率，同时不会增加胃食管反流的发生率。因此半机械直线吻合术被认为是优先采用的胃食管吻合方式。

（2）吻合方法

手工吻合又可分为全层吻合、分层吻合以及其他改良的吻合方法。全层吻合是最传统和基础的吻合方法，目前在临床仍然被较为广泛地应用。而分层吻合是对传统全层吻合技术的改进。四川大学华西医院的一项对照研究结果证实：较之吻合器与手工全层吻合，分层吻合可有效降低术后吻合口瘘的发生率。近来，河南省肿瘤医院报道了一种基于分层缝合的改良手工吻合方法，也取得了很好的效果。

针对吻合口的一个远期并发症——吻合口狭窄，20 世纪 90 年代有学者设计了一种胃食管侧侧吻合技术，最初的结果证明，侧侧吻合技术可以增加吻合口横截面的面积，这在解剖技术层面避免了术后吻合口狭窄的发生。有研究表明，侧侧吻合技术能有效降低吻合口瘘和吻合口狭窄的发生率，证实该吻合方式是一项安全、有效、低并发症的选择，适合颈部吻合，安全有效，容易推广。同时也认为颈部胃食管侧侧吻合有利于减少术后吞咽困难等并发症，改善咽食管区域功能。目前，国内部分医疗中心已在食管癌手术中采用了侧侧吻合技术。

器械吻合绝大多数是采用圆形吻合器进行胃食管端端吻合，也有部分采用胃食管侧侧吻合。

（3）吻合口位置

吻合口位置可以分为颈部和胸内吻合两种。吻合位置可以根据肿瘤位置、代食管的器官和重建路径来确定。胸内吻合与高风险的胸内吻合口并发症有关。吻合技术包括手工吻合和器械吻合。胸内吻合通常采用环形吻合器。由于吻合口瘘和吻合口狭窄对患者术后恢复和生活质量有影响，因此对每例患者选择最适当的吻合方法非常重要。

8. 微创食管外科现状

20 世纪 90 年代，随着腔镜器械和微创外科技术的发展，微创食管癌切除术（MIE）应运而生，并在世界范围内引起了广泛的关注和研究，越来越多的胸外科医师以及临床指南开始推荐微创胸腔镜食管癌切除术作为治疗食管癌的优先选择术式。虽然目前微创胸腔镜食管癌切除术被普遍认为可以替代传统开胸手术，但现在强有力临床证据仍然十分缺少。20 世纪末，与传统手术比较，MIE 切口小，疼痛轻，住院时间缩短，术中失血和术后并发症的发生率降低。Luketich 等回顾性分析了超过千例的 T1 ～ T4 期 MIE 手术病例，结果显示：R0 切除率达 98%。

少量比较微创食管癌手术与传统开胸手术的 RCT 研究表明，在短期并发症、术后生活质量等方面，微创食管癌手术明显优于传统开胸手术，但关于远期生存效果，仍然没有强有力的证据。尽管荟萃分析表明，MIE 更倾向于使患者获得更长的生存时间，但缺乏强有力证据。

目前已有多个针对 MIE 与传统开胸手术的远期生存结局的随机对照研究正在进行，希望这些研究结果能够给出最终答案。

自从 2004 年，Kernstine 等首次报道了 1 例接受机器人辅助下的微创食管癌切除术的患者，食管癌机器人手术作为一种较新的微创术式被广泛地研究。相比于常规的胸腔镜微创食管癌手术，机器人辅助下的微创食管癌手术具有更清晰的三维立体图像、操作高度灵巧性和动作精确性等明显优势。

但是 MIE 有其先天性的缺陷，包括二维视野、手眼协调性及操作自由度的降低。这些缺陷会给胸腔镜辅助食管切除过程中纵隔游离和吻合带来困难。机器人操作系统的设计克服了这些标准微创手术的不足。达芬奇机器人系统提供了放大的三维可视系统和更大自由度的特殊腕关节操作装置。这个系统可以将术者的手部运动实时精确地转换成外科机器手的操作动作，并且能够过滤手部震颤及恢复自然的手眼协调性。这些技术改进使得在有限的术野进行精确的操作更加方便，有助于纵隔食管的游离及周围淋巴结的清扫。

综上所述，目前仍缺乏对比微创食管癌手术与传统开胸手术的大型 RCT 研究，但是少量 RCT 研究表明微创食管癌手术在短期并发症和术后生活质量上优于传统开胸手术，故仍需进行更全面的探究。机器人辅助下的微创术式或是未来微创食管癌手术的一个发展趋势。

我国 MIE 手术起步稍晚，但近几年得到了广泛而快速的发展，目前胸腔镜下微创食管手术已在国内大型医疗中心有较普遍的开展，几个医学中心所总结的临床疗效与国外报道相近。目前，世界范围内食管癌微创外科技术逐步提高，加之机器人辅助手术的相继开展，使有关 MIE 的治疗经验不断丰富。

9. 研究展望

食管外科经过百年磨砺，其手术入路发展经过了左胸、不开胸到右胸，达到今天 MIE（新一代不开胸）的变化过程，其实变化的只是手术的方式，而贯穿始终的根本原则是在保证手术安全的前提下，考虑患者术后远期生存和在此基础上的生活质量。但无论是对于左胸、右胸抑或包括 MIE 在内的不开胸手术，目前有关手术病死率、并发症发生率及远期生存率等方面的研究均仍停留在回顾性分析阶段，缺乏大样本高质量随机前瞻性多中心研究证据。其根本原因是食管癌手术的高难度性，影响着医师与医师、医院与医院之间难以逾越的可比性。其中，术者与医院的经验是很大的影响因素，这也导致了很难实施这样的临床试验。同时我们也应意识到，与其他癌症一样，食管癌本身已远远超出了单一外科治疗的范畴，外科医师在精细掌握外科技术的同时，应积极投身于多学科治疗的大潮及理解食管癌发病机制的研究当中，为最终彻底解决这一顽疾做出贡献。外科治疗作为食管癌治疗的重要手段，未来其总体发展方向将是在术前严格分期的前提和多学科讨论的框架下的 MIE 手术方式。

我们高兴地看到，由赫捷院士组织全国知名食管癌领域的专家共同申请了国家"十二五"科技支撑计划课题"基于临床研究网络平台的食管癌综合治疗示范研究"，期待该研究能为将来的入路选择提供有力的证据。

（李　辉）

食管术后胃肠减压：是否到了终点

食管癌是一种常见的胃肠道恶性肿瘤，根据 2015 年公布的一项统计显示，2012 年全球新发食管癌病例有 455 800 例，死亡病例有 400 200 例。食管癌的治疗是以手术为主的综合性治疗，据报道：食管癌切除率为 80% ～ 93%，手术病死率为 2.3% ～ 5.5%，中晚期食管癌术后 5 年和 10 年生存率分别为 22% ～ 40% 和 14.2% ～ 22.5%，而早期外科治疗的术后 5 年生存率可达 90%，因此手术对于食管癌的治疗具有重要意义。但食管癌手术创伤大，围手术期的病理生理机制复杂，术后并发症多。其中严重并发症包括肺部相关并发症、吻合口瘘、消化功能障碍等，轻者会严重影响患者的生活质量，重者可导致围手术期死亡。

为了减少上述并发症的发生，在食管癌的术前准备、术中操作以及术后治疗方面均要注意其相应的特点。其中胃肠减压是食管癌术后管理的重要环节，既是观察指标，又是治疗手段。食管癌患者术后胃肠功能受到抑制，加之解剖结构受到破坏，容易造成胃液反流。胃肠减压可以有效地引出胃酸及反流液，减少吻合口暴露在酸性胃液的机会，又可以减轻胃潴留，减少术后胃排空障碍的发生。

既往研究认为，延长胃肠减压时间会降低吻合口瘘的发生率，但胃肠减压时间过长也会使患者感到不适，影响术后活动，甚至可能会影响吻合口的愈合。也有研究报道，食管切除术后经鼻胃管胃肠减压加重误吸而引起肺部感染，并给患者带来很大的不适。因此，近年来随着快速康复外科理念逐渐成为消化道手术的热点，诸多学者开始尝试食管癌术后早期拔除胃管，甚至提出"免管免禁"观点，并通过研究证实其可靠性。那么"免管免禁"理论是否适合所有患者？是否应该针对不同患者设计完善的个体化治疗呢？下文就来讨论这些问题。

10. 一项关于胃肠减压量变化规律的临床研究

在以往关于食管癌术后胃肠减压的研究中，多数集中在其与术后并发症发生率的相关性方面。而随着术后时间的推延，胃肠减压量的变化是否存在一定的客观规律？影响术后胃肠减压量的因素有哪些？这些问题都尚无明确定论。

笔者通过回顾近 5 年术后无并发症食管癌患者的临床资料，计算出术后胃肠减压量随术后天数变化规律，绘制方程曲线，并通过多元线性回归找出食管癌术后胃肠减压量的影响因素得到了回归方程。

结果显示术后胃肠减压量随术后天数具有一定的变化规律，满足二次曲线方程的规律。方程为胃肠减压量 =82.215+69.620×t−6.604×t² (t 为术后天数)，表现为随着术后天数的变化，胃肠减压量逐渐增多，达高峰后逐渐下降，而不是术后持续下降的过程 (图 10)。

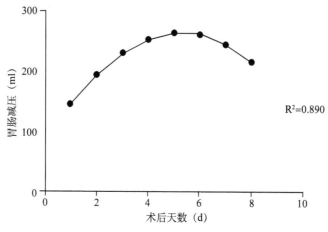

图 10　食管癌术后胃肠减压量随天数变化曲线

食管癌术后存在胃分泌与胃排空之间相互制约的过程。术后早期患者处于应激状态，由于术后疼痛的原因，交感神经兴奋，迷走神经受到抑制。迷走神经是影响胃酸分泌最重要的神经调节因素，加之术中可能会造成迷走神经损伤，都会使患者术后早期的胃酸分泌受到抑制，表现为胃肠减压量相对较低。而随着患者应激状态的解除，患者的胃酸分泌功能逐步恢复，胃肠减压量开始上升。而随着胃分泌功能的恢复，胃排空功能也逐步恢复，胃肠减压量的曲线开始出现一个相对"平台期"，此后逐渐下降，表明此时患者胃排空功能的恢复占据了主导地位，这与大多数患者的排气排便时间相吻合。

关于术后胃肠减压量影响因素，笔者筛选出 13 个因素进行单因素分析，其中患者年龄、性别、吸烟史、饮酒史、病变分段、病理类型、吻合位置及术中是否行管状胃 8 个因素是术后胃肠减压量的相关影响因素。根据多元线性回归分析得出结论，术中是否行管状胃、吸烟史、患者年龄及病理类型是影响术后胃肠减压量的独立因素。得到的多元回归方程为：引流量 =262.287+132.873× 管状胃赋值 -72.160× 吸烟史赋值 -27.904× 病理类型赋值 -36.368× 年龄赋值（各赋值见表 2，按患者实际情况带入计算公式）。

表 2　食管术后胃肠减压量影响因素回归方程赋值

影响因素	赋值
管状胃	是 =1；否 =2
吸烟史	是 =1；否 =2
病理类型	鳞癌 =1；其他 =2；腺癌 =3
年龄	≤ 55 岁 =1；56 ～ 65 岁 =2；≥ 66 岁 =3

本研究对食管癌快速康复观点提供了一定的参考信息，初步证实了食管癌术后胃肠减压量变化规律及相关影响因素，使临床

医师在观察术后胃肠减压量时更有针对性，更加"个体化"，并且可以对时间点的异常变化做出及时的分析与处理。

食管癌术后吻合口瘘与胃肠减压之间的关系目前尚有争议，如何正确地处理两者之间关系尤为重要。了解了胃肠减压后我们再学习一下食管癌术后吻合口瘘的发生原因，以期进一步探讨胃肠减压在预防胃食管吻合口瘘中的作用。

11. 食管癌术后吻合口瘘的发生原因

既往对食管癌术后并发症的研究发现，吻合口瘘是食管癌术后最严重的并发症。近年来，随着认识水平、手术操作技术以及围手术期处理方式的不断更新，吻合口瘘的发生率已有明显下降，但仍在 3% ～ 5%，而病死率高达 40%。因此更好地理解食管癌吻合口瘘的病因、诊断及治疗对于胸外科医师具有重要的意义。

针对吻合口瘘病因机制的研究是预防吻合口瘘的重点，我们可以从这些相关因素入手，降低吻合口瘘的发生率。

（1）解剖因素

食管的解剖结构不同于其他消化器官，自管腔向外依次为黏膜、黏膜下、肌层及外膜，缺少真正的浆膜层，且食管肌层以纵行为主，容易撕裂。这些因素都容易使食管的吻合口难以耐受缝线的张力。同时食管的血液供应特点呈现多段性、多支性、多源性，可能造成吻合口血运不佳，对食管的吻合造成一定的困难。

（2）病理生理因素

食管癌术后食管的解剖结构被破坏，胃液、胆汁、十二指肠液等容易反流造成吻合口的化学性损伤。同时消化道又与外界相通，唾液中的病原微生物可能加重感染环境。胸腔是一个负压环境，若出现吻合口瘘，内容物更容易从瘘口进入胸腔，增加感染的发生率。

（3）术前相关因素

食管癌多发于中老年男性，随着外科操作技术、麻醉水平、术后监护条件及营养支持水平的不断提高，越来越多的高龄患者可耐受手术治疗。但年龄依旧是术后出现各种并发症的重要因素。高龄患者往往术前合并更多的慢性疾病，包括高血压、糖尿病、心脏病等，同时其全身脏器功能减弱，耐受手术的能力相对较差，这些因素都不利于吻合口的愈合。

糖尿病也被证实与吻合口瘘的发病相关，若血糖过高，体内胶原蛋白合成减少、细胞免疫功能减退，巨噬细胞的趋化性吞噬和杀菌力降低，毛细血管内皮生长减少，使吻合口及切口愈合能力低下，吻合口瘘发生率会相应增加。

同样术前营养状况也是重要的相关因素，研究表明中晚期吻合口瘘多是由此所造成的，术前低蛋白血症、贫血、术前营养不良是术后发生吻合口瘘的高危因素。

近期诸多研究证明了食管癌术前放化疗的有效性，并证实术前新辅助放化疗可提高局部晚期食管癌患者的生存时间。2011年中国抗癌协会食管癌专业委员会制定的《中国食管癌规范化诊疗指南》已将术前新辅助放化疗推荐用于局部晚期食管癌的治疗。但术前放化疗杀灭肿瘤细胞的同时，也影响到了正常的组织及细胞。相关报道指出，术前新辅助放化疗可能会导致食管黏膜水肿、血运变差，从而导致吻合口瘘的发生率增加。因此新辅助放化疗是否会造成术后吻合口瘘发生率增加还需要进一步证实。

（4）术中相关因素

手术相关因素被认为是造成吻合口瘘最重要的因素。相关研究表明，手术3天内出现的早期瘘多与吻合技术及手术操作有关。而随着外科操作技术的发展，包括吻合器的应用，术后吻合口瘘的发生率已从10%下降到3%。对于胸外科医师来说，提升术中的操作技术水平和增加经验是减少术后吻合口瘘发生的重要环节。

①吻合口张力：吻合口张力过大是吻合口瘘的病因之一。手术相关因素主要体现在胃游离不充分，与食管断端吻合时张力过大。近年来提出的食管悬吊术也可有效地减轻吻合口的张力。

②吻合口血供：食管癌手术中吻合口血管的选择正确与否也是术后并发症是否发生的决定因素。术中游离胃时若造成胃右或胃网膜右血管损伤，可能会导致吻合口血供不佳，若食管端游离过长，也可能会破坏食管的血液供应。Unemura等认为，良好的血供是吻合口愈合的先决条件，食管血供呈节段性分布，如果剥离时间过长，吻合端长时间被钳夹，会造成吻合口周围血供不

佳。同时术中出血量也是术后并发症包括吻合口瘘的重要危险因素。术中大量出血会导致吻合口周围血运不佳，同时造成大量蛋白流失，导致吻合口愈合不佳。

③替代器官：胃是食管癌手术吻合时的最佳替代器官。但有时因病变部位及病变程度不同，可能会选择空肠或结肠作为替代器官。有研究表明，使用空肠或结肠比胃代食管的吻合口瘘发生率高。国外一些研究显示，在选择不同替代器官做消化道重建时，胃代食管的吻合口缺血发生率最低，空肠次之，结肠最高。另外，空肠或结肠做替代器官时，需要多个吻合口，消化道重建较单纯胃代食管复杂，术后出现吻合口并发症概率因此而升高。同时在重建路径选择方面，相关研究表明，胸骨后路径较后纵隔路径的吻合口瘘发生率高，究其原因可能与吻合口的血运和张力有关。

④吻合技术：近年来随着吻合器械被逐渐应用，吻合口瘘的发生率较以前明显下降。器械吻合较传统手工吻合可以明显降低吻合口瘘的发生率。但吻合器的应用同样存在相应问题。例如吻合器应选择适当的型号，不宜过大或过小；吻合器的订舱应足够牢靠，保证充分吻合。另外缝合技术也是重要因素，吻合术当中食管黏膜回缩、吻合边缘对合不严密、缝线结扎过紧引起组织坏死、结扎过松滑脱、食管缝线太浅等都会影响患者术后吻合口愈合，增加吻合口瘘发生率。

⑤术者经验：目前已经有大量研究将术者的手术经验作为术后吻合口瘘的重要危险因素。研究表明，在对同一组手术医师的

对比研究中发现，随着手术医师经验的不断丰富，吻合口瘘的发生率逐渐下降。这不仅是因为术者吻合技术的提高，更因为术者通过手术不断积累经验，能够更好地保证吻合口的血供，减轻吻合口的张力。

（5）术后相关因素

食管癌手术创伤大，加之消化道重建所引起的病理生理改变均会导致患者出现诸如术后低蛋白血症、血糖控制不佳、长期低血压或灌注不足等情况的发生。另外，术后的剧烈咳嗽，呕吐，进食过早、过多、过硬，这些都可能是吻合口瘘发生的危险因素。

12. 胃肠减压量与吻合口瘘相关因素分析

胃肠减压是食管癌术后患者管理的重要环节。胃肠减压既是观察指标，又是治疗手段。食管癌术后患者的胃肠功能受到抑制，加之解剖结构的破坏，容易造成胃液反流，有研究表明，平卧位时，食管癌术后吻合口暴露在酸性环境的时间明显高于正常人。胃肠减压可以有效地引出胃酸及反流液，减少吻合口暴露在酸性胃液的机会，降低吻合口瘘的发生率；胃肠减压又可以减轻胃潴留，减少术后胃排空障碍的发生。同时胃肠减压量的异常变化又可以作为观察指标，反映患者的恢复情况。在以往对于胃肠减压的研究中，多集中在与食管癌术后并发症的相关性方面，而胃肠减压量自身的变化特点及相关影响因素却没有明确的报道。

对于 191 例食管癌术后恢复顺利、无并发症的患者胃肠减压量的研究发现，胃肠减压量随术后天数的变化呈现一个二次曲线的规律。即表现为随着术后天数的变化，胃肠减压量先是逐渐增多，达高峰后逐渐下降，而不是持续下降。其原因可能是食管癌术后早期（第 1 天、第 2 天）患者处于应激状态，加之术后疼痛的原因，交感神经兴奋，迷走神经受到抑制（迷走神经是影响胃酸分泌重要的神经调节因素）加之术中会造成迷走神经切断，都使患者术后早期的胃酸分泌受到抑制，表现为胃肠减压量相对较低。而随着患者应激状态的解除，患者的胃酸分泌功能逐步恢复，胃肠减压量开始上升。而随着胃分泌功能的恢复，胃排空功能也逐步恢复，胃肠减压量的曲线开始出现一个相对"平台期"，表现为曲线虽上升但斜率逐渐下降，此阶段主要体现的是胃酸分泌与胃排空相互"制约"。而在第 4 ～ 5 天之间（平均在第 5 天）患者的胃肠减压量呈现一个高峰值，此后出现逐渐下降。表明此时患者胃排空功能的恢复占据了主导地位，这与大多数患者的排气排便时间相吻合。综上所述，食管癌术后胃肠减压量随术后天数变化主要分为三个时相，早期主要体现的是胃酸分泌功能的恢复，而相对平台期是胃酸分泌功能与胃排空功能的相互作用，后期主要体现了胃排空功能的恢复。尽管本曲线体现的是 191 例患者每日平均值的变化，不能完全反映全部患者的变化，但通过回顾每例患者的具体情况发现，191 例患者全部表现为胃肠减压量先上升后下降的大致规律，高峰时间集中在术后第 4 ～ 5 天之间，有部分患者出现高峰提前或延迟现象。该曲线可以较好地描述术后患者胃肠减压量的变化趋势。

对 191 例恢复顺利患者胃肠减压量的单因素及多因素逐步回归分析结果显示，管状胃、吸烟史、年龄及病理类型是影响胃肠减压量的独立因素。由这 4 个变量建立的回归方程，经 F 检验具有统计学意义（$F=27.245$，$P=0.000$）。

通过对标准回归系数的比较，影响胃肠减压量的因素按大小排列依次为管状胃、吸烟史、年龄及病理类型。术中是否行管状胃是影响术后胃肠减压量的最重要因素。管状胃是近年来食管癌的研究热点，在以往对食管癌手术的相关研究中，食管切除术后替代器官的选择存在一定的争议，胃是最常用的替代器官，但主要问题是存在胸胃反应和因解剖结构破坏而导致的消化液反流。一些国外学者倾向于应用空肠或结肠作为替代器官。随着近年来对管状胃研究的不断深入，制作方法的不断完善，管状胃代食管已成为食管癌切除术的最佳选择。管状胃较传统的全胃代食管具有明显的优势，通过管状胃成形可以有效地减少残胃分泌，改善吻合口血供，减轻吻合口张力，降低术后吻合口瘘的发生率，同时可以减轻因胸胃过大而导致的胸胃症状及对心脏与肺的压迫，降低心肺并发症的发生率。另外有研究表明，成形后的管状胃走行于食管床中，心脏的跳动会对管状胃的蠕动提供一定的动力，促进胃排空。通过本研究也证实以往的研究观点，管状胃的成形使胃小弯侧胃壁细胞数量减少，从而造成胃酸分泌减少，同时管状胃在形态上更接近原食管，易于促进胃排空。这些因素协同作用使术中行管状胃的患者前 5 天平均胃肠减压量明显少于未行管状胃患者。

长期大量吸烟患者较无吸烟史患者胃肠减压量多，通过既往对消化道溃疡病因学研究相关文献证实，长期吸烟可以使胃酸分泌增多；降低幽门括约肌的功能，促进十二指肠液及胆汁反流的增加；吸烟可以使胃排空延迟。这些因素都导致长期大量吸烟患者术后胃肠减压量多于不吸烟患者。

通过本研究表明，年龄是影响术后胃肠减压量的相关独立因素。高龄患者较年轻患者术后胃肠减压量少。可能是由于随着年龄增长，患者胃逐渐萎缩，胃壁细胞逐渐减少，胃酸分泌功能逐渐下降，基础胃酸分泌量逐渐减少。表现为术后胃肠减压量相对较少。

食管癌病理类型以食管鳞癌为主，腺癌主要是胃食管交界区（贲门）肿瘤，通过临床手术经验推断，贲门腺癌较食管鳞癌（包括下段鳞癌）更靠近胃部，手术切除胃体积相对较大，导致术后胃酸分泌减少，同时在胃食管交界区（贲门）近胃底部有部分胃壁细胞分布，肿瘤生长可能会破坏一部分胃壁细胞，导致胃酸分泌减少，表现为胃肠减压量较食管鳞癌相对较低。结合之前单因素分析，肿瘤分段是影响因素之一，但通过多因素分析，被排除回归方程。考虑之前分段时将下段鳞癌与胃食管交界区肿瘤分为一组，可能会对结果造成一定的影响，于是重新分组后进行分析，通过组间两两比较，上段、中段、下段鳞癌之间无明显统计学差异，而三者与胃食管交界区肿瘤之间全部具有统计学差

中国医学临床百家

异。将重新分组后的数据重新做多元逐步回归，未对之前的结果有影响。综上所述，影响胃肠减压量的因素主要是病理类型，而上段、中段、下段鳞癌之间并无明显统计学差异。

通过术后出现并发症患者的胃肠减压量与正常方程做比较，发现术后胃肠功能恢复不佳患者较正常患者前 5 天胃肠减压量明显增多，差异具有统计学意义，胃肠功能恢复不佳患者主要是胃排空延迟，导致胃液及消化液不能及时自行排出，大多数需经胃肠减压被引出，表现为术后胃肠减压量较恢复顺利患者增多，差异具有统计学意义。

通过肺部感染患者与正常方程做比较，发现术后肺部感染患者的胃肠减压量少于方程计算的量（差异具有统计学意义），可能是存在引流不畅的问题，导致术后胃液及消化液不能通过减压及时有效被引出，导致胃潴留严重，胸胃扩张而压迫肺导致肺部感染的发生。而术后吻合口瘘患者未发现明显差异。

通过将并发症患者引流量与无并发症患者计算出的回归方程做比较，可以有效地排除其他影响减压量的因素对结果的影响。但众所周知，术后并发症的相关影响因素很多，术后管理只是一方面，加之本研究收集的并发症病例数量有限，不能完全体现出术后胃肠减压量对并发症的影响，但通过本研究，还是可以发现术后胃肠减压量对术后并发症具有一定的预测价值。在今后的研究中，可以更多地收集并发症的资料做前瞻性研究，来更多更好地发现术后胃肠减压量与术后并发症的关系。

通过多元逐步回归法得出有 4 个因素与胃肠减压量具有明显的关联性，但其余 4 个被排除的影响因素同样值得我们重视。其原因可能是：①所剔除的自变量与因变量关联性不强。②所剔除变量可能对因变量与研究变量之间形成混杂因素。

13. 胃肠减压的临床意义

传统的观点认为消化道手术前后给予持续胃肠减压，可防止胃肠膨胀，有利于视野的显露和手术操作，预防全身麻醉时并发吸入性肺炎，并能缓解术后腹胀，减少误吸，减小吻合口张力，降低吻合口瘘的发生率。近年来，随着快速康复外科理念在消化道外科的推广，胃肠减压与术后并发症之间的关系逐渐得到逆转。Mistry 等的一项研究结果显示，术后 2 天拔除胃管患者与术后 6～10 天拔除患者相比，肺部感染及吻合口瘘发生率无明显差异。但早期拔除胃管患者术后不适评分明显低于延长留置胃管者。Blom 等研究显示，快速康复外科理念应用于食管癌术后患者是可行的，早期拔除胃管并不会增加吻合口瘘发生率，且可以减少住院费用和减轻患者不适感。综上所述，本研究的临床意义如下：

①帮助我们更好地理解术后胃肠减压量的变化规律及相关影响因素，使我们在观察术后胃肠减压量时更有针对性，更"个体化"，对时间点的异常变化做出及时地分析与处理。

②随着外科操作技术及营养支持的提高，快速康复外科理

念已成为消化道手术的热点。早期拔除胃管甚至术后不放胃管已开始得到尝试。这些尝试基于的前提条件是：每日胃肠减压量不多，可通过患者胃排空功能排出。本研究可以对快速康复外科提供一定的参考信息，譬如：做好管状胃是必要的前提条件。通过管状胃成形术可以使患者每日的胃肠减压量有明显的下降。当然术后早期拔除胃管甚至不放胃管的安全性及可行性还需要进一步的大规模随机前瞻研究发现，但本研究所得出的相关因素也具有一定的参考价值。

③本研究所得出的相关规律与方程对以后研究胃肠减压量与术后并发症的关系具有一定价值。

吻合口瘘是食管癌术后常见的并发症，值得胸外科医师高度重视。而早期拔除胃管甚至不放置胃管不禁食观点是否可行仍具有争议。笔者认为由于食管癌围手术期各种特点的存在，早期拔除胃管的前提应该是每日胃肠减压量不多，可通过患者胃排空功能排出。这就要求我们充分了解术后胃肠减压量变化及其影响因素，根据患者的不同情况设计个体化治疗，做到及时、灵活、适当、准确。

随着对吻合口瘘病因认识的逐渐深入，诊断方法愈发多样，治疗手段也愈发丰富，吻合口瘘的诊治已取得了明显进展，我相信，随着医学水平的不断提高，食管癌术后吻合口瘘诊治还将取得更大的进步。

（赵　彦　　郭　杰　　李　辉）

空肠代食管吻合术：文献的观点

　　空肠非常适合作为食管切除术后消化道重建的替代器官，不需术前准备，可取材的量多，无疾病累及，与食管管径相似，有自蠕动功能，并且不会像结肠易老化冗余。空肠的肠系膜血管解剖简易，活动度大，可游离出足够长度，轻松代替任何部位的食管，无论是否带蒂。且任何部位的食管都可通过空肠来替代，包括保留迷走神经的 Merendino 术后以部分空肠连接胃（图 11-A）；胸中段食管切除以带蒂或游离空肠替代（图 11-B）；颈段食管以游离空肠替代（图 11-C）；食管全切，以带蒂、加压的空肠替代（图 11-D）。

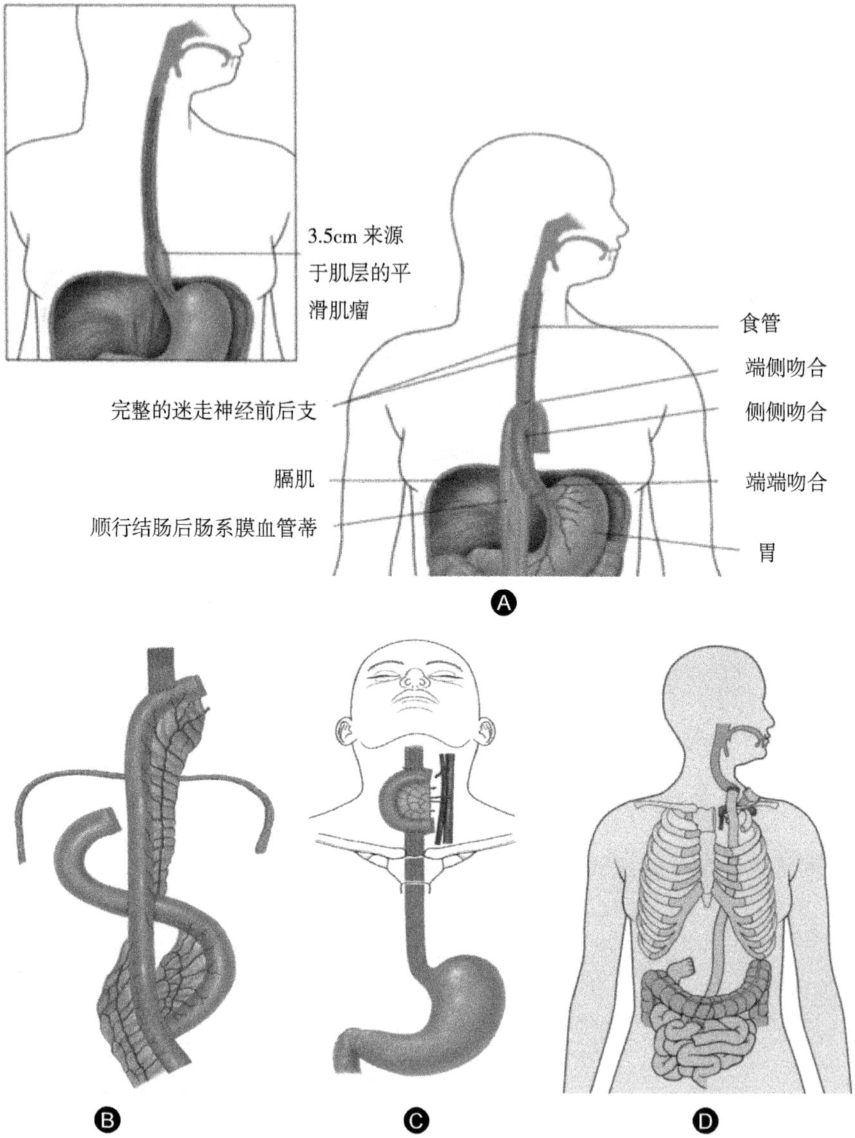

3.5cm 来源于肌层的平滑肌瘤

完整的迷走神经前后支

膈肌

顺行结肠后肠系膜血管蒂

食管

端侧吻合

侧侧吻合

端端吻合

胃

Ⓐ

Ⓑ   Ⓒ   Ⓓ

图 11   空肠代食管吻合术（彩图见彩插 7）

注： A： Merendino 保留迷走神经的空肠代食管术；B： 中胸段空肠代食管术；C：颈段游离空肠代食管术；D：长段带蒂加压空肠代食管。

（来源：Gaur P，Blackmon SH.Jejunal graft conduits after esophagectomy.J Thorac Dis，2014，6（S3）：S333-S340. ）

14. 历史回顾

食管次全切后，带蒂空肠或游离空肠微血管吻合重建消化道的方法已应用多年，并经历了数十年的手术评估。Roux 于 1907 年首先完成空肠代食管手术。Longmire 首先描述了微血管空肠间置术。Androsov 于 1956 年使用 Longmire 方法完成了 11 例手术。尽管上述早期的报道将手术可行性描述得很好，但手术的复杂性还是阻碍了其被广泛应用。Allison 等人于 1957 年的报道证实了经过 3 年的随访空肠代食管重建患者术后营养吸收、空肠功能正常。Ascioti 等人首次成系列的报道了应用"加压"法带蒂空肠代食管重建治疗食管癌食管全切的患者，Blackmon 等人于 2012 年更新了上述数据，这项最近的研究包含了 60 例接受带蒂空肠代食管手术的患者，已经是当前最大规模的数据研究。

15. 空肠间置术

选取的关于空肠代食管的文章列于表 3，总共入选 14 个研究供回顾和分析。一个基于 760 个病例的研究被排除在外，因为文章中并未详细说明食管替代物的选择方法。如果文献中提到了手术路径（胸骨后或纵隔食管床），那么也将详细记录。另外围手术期病死率、吻合口瘘发生率以及移植失败概率也将一并记录于表 3。总的来说，胸骨后通道是外科医师采用最多的手术路径，其围手术期病死率为 0 ～ 10%，吻合口瘘发生率为 0 ～ 36%，移植失败概率（表中表示为"移植物失功率"）为 5% ～ 11%。消化道重建的路径以及远端连接的器官（空肠或胃）决定了术后功能恢复。一种会引起倾倒综合征及低血糖；另一种会导致食物与消化酶的混合推迟，从而影响营养的吸收（当远端连接空肠时）。当胃也要被切除时，可以重建一个囊袋样结构以供食物存留，但当食管大部切除重建时效果不是很明显。另外，纵隔内重建路径会因胸腔内负压的影响或增进消化或导致反流。

表3　检索出空肠代食管文章提供的数据

第一作者	发表年份	例数	手术路径	病死率 (%)	吻合口瘘发生率 (%)	移植物失功率 (%)
Iwata	2012	27	AT	0	7	0
Blackmon	2012	60	RS (65%)	10	32	8.3
Poh	2011	51	RS (61%)	0	19.6	5.9
Barzin	2011	5	RS	0	20	0
Doki	2008	25	SC	NR	24	NR
Ueda	2007	27	SC	NR	11	NR
Ascioti[s]	2005	26	RS (50%)	0	19	7.7
Chana	2002	11	SC	0	36.4	0
Mansour*	1997	133*	NR	NR	NR	NR
Picchio	1997	21	NR	4.8	NR	NR
Hirabayashi	1993	14	NR	0	14.3	0

续表

第一作者	发表年份	例数	手术路径	病死率 (%)	吻合口瘘发生率 (%)	移植物失功率 (%)
Gaissert	1993	19	NR	10.5	0	5.3
Moorehead*	1990	760*	NR	3.8	NR	11.3
Wright	1987	30	NR	3.5	10	0
Total	1987—2012	290	RS	0 ~ 10.5	0 ~ 36.4	0-11.3

注：*：文章中并未说明有多少为空肠代食管手术，而是以混合形式存在，所以并未纳入；s：早期发表文章的数据已包含于最新的文章，所以并未纳入总表格；AT：胸内途径；RS：胸骨后途径；SC：皮下途径；NR：文中未说明。

[来源：Gaur P，Blackmon SH.Jejunal graft conduits after esophagectomy.J Thorac Dis，2014，6（S3）：S333–S340.]

16. 空肠代食管与胃及结肠代食管的生理学比较

空肠代食管相较于胃代食管及结肠代食管有其独特的生理功能。测压图显示空肠代食管后像原来一样具备蠕动功能。这种蠕动并非同步，但是可以协助排空。而用同样方法监测结肠代食管，结果显示蠕动很差甚至没有。由于结肠有延展性，导致其在负压环境下会变得冗余，而空肠代食管却不存在上述问题。另外研究还表明，结肠代食管有更高的吻合口瘘发生率，相较而言空肠的环境更加无菌。与结肠代食管的比较以及对文献的回顾，详见表4。

中国医学临床百家

表4 结肠代食管文献提供的数据

第一作者	发表年份	例数	手术路径	病死率(%)	吻合口瘘发生率(%)	移植物失功率(%)
Kesler	2013	11	AM	9	9	NR
Klink	2010	43	PM(79%)	16	13	9
Mine	2009	95	RS(97%)	5.3	13	0
Doki	2008	28	AS	NR	46	0
Knezevic	2007	336	RS	4.1	9.2	2.4
Renzulli	2004	19	NR	15.8	NR	0
Briel	2004	163	NR	NR	6.1	7.4
Davis	2003	42	PM(71%)	16.7	14	2.4
Popovici	2003	347	RS(84%)	4.6	6.9	1.4
Hagen	2001	72	NR	5.6	13	5.6
Furst	2001	53	NR	9.4	12	3.8
Kolh	2000	38	PM	2.5	0	0
Wain	1999	52	RS(88%)	3.8	5.7	9.6
Thomas	1997	60	PM(63%)	8.3	10	5
Fujita	1997	53	SC(81%)	17	28	5.7
Cerfolio	195	32	NR	9.4	3.3	6.2
Gaissert	1993	22	NR	4.5	4.5	0
DeMeester	1988	92	PM(52%)	5	4.3	7.6
Isolauri	1987	248	RS	16	4	3
Total	1987—2013	1806	RS	2.5～17	0～28	0～9

注：AM：前纵隔途径；PM：后纵隔途径；RS：胸骨后途径；AS：胸骨前途径；SC：皮下途径；NR：文章中未说明。

[来源：Gaur P，Blackmon SH.Jejunal graft conduits after esophagectomy.J Thorac Dis，2014，6（S3）：S333-S340.]

17. 空肠代食管的术后结果

食管切除术后并发症很常见，包括肺炎、喉返神经损伤、非闭塞性肠系膜缺血、吻合口狭窄、移植物失功需改道。Gaissert 等人报道，超过 21% 的患者术后都出现了吻合口狭窄。许多患者术后出现有症状的不全梗阻、幽门引流、吻合口高压，都需要补救性手术。围手术期病死率高达 10.5%。

有限的几个研究针对"加压"带蒂空肠间置术后的移植物失功及吻合口瘘进行了逻辑回归分析，但是没有找到导致"加压"带蒂空肠间置术失败的独立危险因素。

需要进行食管大部分切除、胃不足够代替食管的患者，可选择的代食管器官有两个——空肠和结肠。与之相反，少量的食管切除，替代物有多种选择，除传统替代物之外还可以用不带蒂的前臂皮管以及折叠肌皮瓣。未来还会有更多的食管替代物，现在干细胞 3D 重建技术已应用于气管替代手术。食管支架可以应用于不连续的小肠，给予组织生长连接的机会，完成器官的连续性。我们应用支架成功将相距 2cm 的食管与空肠连接，完成了其连续性。抗生素、干细胞、化学诱导药及其他的一些材料可以促进健康组织的愈合及再生长，覆盖支架。我们关注了那些不能进行胃代食管吻合的患者，可以通过空肠或结肠来重建消化道的完整性。

一个针对空肠代食管手术的研究显示，空肠代食管的广泛应用，无论是否带蒂，都取得了可接受的结果。关于"加压"带蒂空肠间置术的10年经验显示，其重建或维持胃肠道连续性都取得了可接受的结果，90天内病死率为10%。近期的研究显示，导致移植物失功、吻合口瘘发生的原因是多因素和不可预知的。尽管如此，成功的经验都是可复制的，休斯顿卫理公会医院关于"加压"带蒂空肠间置代术的成功经验就说明了这一点。

尽管这种复杂的手术可以经任何胸外科医师完成，但空肠代食管的局限性是值得关注的。如果患者经历了二次手术和（或）复杂的颈部手术，术后早期通常会伴随着喉返神经损伤所导致的严重误吸及肺炎。非闭塞性肠系膜缺血是被广泛认知而罕见的并发症，其一般发生在未恢复却过早地进行肠内营养的患者。另外，血液反流是极有可能发生的，对空肠代食管有毁灭性的打击，通常需要多普勒检测。管理这些患者，需严密监测移植物、改善营养，而这都需要三级医院的多学科协作。因此我们推荐如此重要的手术应该由大型医学中心完成，这些医学中心应该具备血管外科及整形外科医师、护师、语言治疗师、物理治疗师、营养师、病案管理员等，能共同协作，以帮助患者痊愈。

（陈 硕　　李 辉）

补救性食管切除术：我国存在的盲点

目前食管癌补救性手术（salvage surgery）在国际上还有争议。在我国，由于各种原因，食管癌补救性手术开展的非常少。早前补救性食管切除术被定义为：针对食管癌患者接受根治性放化疗后的残余癌和（或）复发癌进行治愈性切除，通常特指辅助放化疗后 3 个月或更长时间后的食管切除手术。而最新观点认为，补救性食管手术应特指针对食管癌患者接受根治性放化疗后或内镜治疗之后的残余癌或复发癌进行手术治疗。

局部晚期食管癌患者没有首选手术治疗的原因是多种多样的，最常见的就是患者本人或家属直接拒绝手术；还有就是有些患者从未在外科就诊，因此缺乏有关手术的信息。另外还有一些患者由于某些辅助治疗的原因导致身体状态无法耐受手术治疗。然而无论什么原因接受根治性放化疗，在随访期间其局部（或区域）复发风险是非常高的。一旦根治性放化疗失败，可选择的进一步治疗方法将十分有限。补救性食管切除术曾被认为对于根治

中国医学临床百家

性放化疗失败的局部（或区域）复发患者不是一个恰当的治疗选择。在欧洲和北美，食管癌根治性放化疗的放射剂量是50.4Gy（基于INT0123研究）。然而，在日本很多中心采用了60Gy或更高的放射剂量。日本食管协会定义放疗50Gy以上的手术都属于补救性手术。虽然补救性手术的目标是根治性切除，但其结局经常是非根治性切除，这是由补救性治疗的特性所造成的。

虽然食管癌中补救性手术的指征和角色没有完全确立，但普遍认为其比常规手术有更大风险。而且我们知道补救性食管切除术通常不是治愈性手术，预后较差。目前针对根治性放化疗后残余癌和（或）复发癌的治疗措施中，除了补救性手术（包括内镜切除术），没有其他的手术被认为是治愈性的。在补救性手术实施前，充分告知患者手术风险和预后是很必要的。

补救性食管切除术的手术方式通常包括食管切除、淋巴结清扫、内镜切除等。

18. 补救性食管切除的定义及临床证据

当患者经过肿瘤分期检查确定为局部晚期食管癌后，实际上存在种种潜在的后果。由于食管癌的生物学异质性和缺乏精确的临床分期方法，导致医师往往很难确定患者是全身病变还是通过局部（或区域）治疗方法可治愈的病变。有学者认为对于这种患者，手术切除会导致令人沮丧的远期结果，其主要原因是无法预测哪些患者最终会死于全身病变。因此最佳的选择是只对最终可获益的患者实施手术，并且不遗漏任何需要外科手术的患者。这样每一个手术患者都能获得良好的结果。但食管癌根治术是一种具有潜在风险的手术，可产生严重的术后并发症、发生术后生活质量的改变及死亡，因此对那些不能耐受手术或不愿意接受手术治疗的患者，只能选择化学药物治疗。

目前有许多Ⅱ期和Ⅲ期临床试验描述了非手术治疗所产生的近期与远期生存率（表5）。一项由 Radiation Therapy Oncology Group（RTOG 85-01/INT 0123）发起具有里程碑意义的研究，报道了化疗加同步放疗与单纯放疗治疗的远期疗效，其治疗对象是那些具有潜在治愈可能的食管癌患者。这项研究结果显示，根治性放化疗组中位生存时间为 14.1 个月，5 年生存率为 27%。对 INT 0123 资料的进一步分析来自一组随机队列和另外一组非随机的随访结果，而非随机组中大多数是食管鳞癌。该结果发表在另一篇文章中，两组患者 5 年生存率为 14% ～ 26%。在延长生存时间方面，药物治疗在随机组的效果令人满意，但在非随机组效果则相对较差。最有意义的是上述试验中有 56% 的患者局部治疗失败。为了解决这个问题，研究者设计了 RTOG 94-05 试验，试图通过提高放射治疗量来缩小局部肿瘤范围，但结果令人失望。这项研究说明高剂量放射治疗不能改善肿瘤局部控制及患者生存率。因此之前 INT 0123 试验中使用的 50.4Gy 被认为是胸段食管癌联合放化疗治疗中放射治疗的标准剂量。这个放射剂量也被许多治疗中心作为标准，用于食管癌术前联合放化疗。其优点是使外科手术拥有更具吸引力的治疗选择。

表5　食管癌根治性非手术治疗的随机对照研究

作者	研究时间	病理类型	病例数	治疗方案	结果
Cooper (RTOG 85-01)	1986—1991	SCCA/ACA	129	CRT *vs.* RT	26% *vs.* 0 5-yrOS
Minsky (RTOG 94-05)	1995—1999	SCCA/ACA	236	CRT 高剂量 RT *vs.* 正常剂量	56% *vs.* 52% POD
Bedenne	1993—2000	SCCA/ACA	259	CRT *vs.* CRT+S	17.7 个月 *vs.* 19.3 个月 MS
Stahl	1994—2002	SCCA	172	CCRT *vs.* CCRT+S	24% *vs.* 31% 3-yrOS (*P*=0.02)

注：SCCA：鳞癌；ACA：腺癌；CRT：放化疗；OS：总体生存率；CCRT：化疗 + 放化疗；DFS：无病生存率；S：手术；RT：放射治疗；POD：疾病迁延不愈；MS：中位生存时间。

[来源：Hofstetter WL.Salvage esophagectomy.J Thorac Dis，2014，6（S3）：S341–S349.]

　　进一步的外科治疗证据表明，随着现代放化疗方案在多学科综合治疗中的应用，食管癌病理学完全缓解率得到提高（20% ～ 40%）。随之而来的争议导致一种治疗观点的变化：与其寻求通过术前和术后放化疗改善外科治疗效果，倒不如换个思路，就是针对那些对根治性放化疗敏感的患者，食管根治手术到底可以带来什么额外收益。因此，研究者开始探讨放化疗联合或不联合手术治疗的临床疗效。

目前有两篇关于根治性放化疗联合手术治疗食管鳞癌的随机对照研究。Bedenne 等将 259 例对联合放化疗有效的患者随机分为手术组和观察组（手术组 129 例，根治性放化疗组 130 例，11% 腺癌），手术组与非手术组的中位生存时间分别为 17.7 个月和 19.3 个月，2 年生存率分别为 34% 和 40%，无统计学意义。相比于姑息手术（如食管支架植入术）而言，根治性手术组具有明显的优势，例如手术加强了对局部复发的控制，但是手术所带来的不良反应相对增加。手术组和非手术组 90 天内病死率分别为 9.3% 和 0.8%。这项研究中手术组所带来的局部治疗并没有提高整体生存率，这一结果证实了术前精确分期的困难性与食管癌所固有的生物学异质性，并且证明了患者在放化疗后接受食管癌根治术会导致更高的病死率，这一研究结果在一定程度上使手术切除的价值大打折扣。

Stahl 等的一项研究显示，食管癌患者手术前接受诱导化疗有助于减少远处转移。这项研究将 172 例食管鳞癌患者分为 2 组，其中 86 名患者于放化疗后接受手术治疗，另外 86 名患者单纯接受根治性放化疗。结果显示，接受手术治疗的患者局部复发率较低，2 年无病生存率（disease-free survival，DFS）较观察组明显提高（64% *vs.* 41%；$P=0.003$）。相比于 Bedenne 的研究，Stahl 的研究包括了所有接受治疗的患者而非针对放化疗敏感的患者。其研究证明了手术组相对于单纯放化疗组对食管癌患者生存率存在优势（3 年生存率分别为 31% *vs.* 24%；$P=0.02$）。同样

Stahl 的研究也列出了较高的手术相关病死率（12.8% *vs.* 3.5%；*P*=0.03）。总体而言，手术所带来的不良反应远远高于癌症所导致的患者死亡。另一个针对放化疗不敏感患者手术完全根治性切除（R0）的亚组分析显示，其 3 年生存率可达到 32%。而对于放化疗敏感的患者无论其随后接受哪种手术治疗，其 3 年生存率均高于 50%。

结合这两篇文章我们可以得出结论，对化疗敏感的患者如果接受额外的手术治疗，手术的不良反应可能会降低患者的无病生存率。而对放化疗不敏感的患者手术治疗所带来的益处要大于对放化疗敏感的患者。

根治性放化疗作为一种治疗策略创造了一个独特的患者亚组，这组患者最终表现为残存肿瘤再生或局部（或区域）复发但没有远处转移。这些患者面临的是有限的后续治疗方法，因此外科医师应该对其进行全面评估，以判断其是否可以接受补救性食管切除。而重新放化疗这种治疗方案只适用于新的病灶，对于已经接受过放化疗的原病灶，这种方法对肿瘤的治疗并不敏感。

目前有许多前瞻性非随机对照研究证明了补救性食管切除术的可行性（表 6），其中大部分文献以食管鳞癌为主，但也有关于食管腺癌复发接受补救性食管切除术的报道。大部分研究涉及的病例数较少，仅包含 10 ～ 65 例患者。Gardner-Thorpe 总结了9 篇关于补救性手术的文章，其中包括 105 例患者。结果显示，超过 50% 的接受补救性手术的患者是在化疗后肿瘤残留，43%

为局部复发而没有远处转移。

关于根治性放化疗目前有两个值得注意的问题：第一，有多少患者在接受根治性放化疗之后需要接受手术治疗；第二有多少患者由于没有接受常规计划性手术而失去了根治的机会。根据现有的数据分析，根治性放化疗之后需要接受手术治疗的绝对数量无法获得。补救性手术的选择取决于许多因素，例如最初肿瘤分期、手术适应证、患者的一般特征以及转诊模式等。然而Nishimura等的一项研究表明，有16%的胸段食管癌患者在当地医院接受根治性放化疗，之后转诊接受了补救性食管切除术。

表6　补救性手术回顾性研究

作者	研究时间	病例数	病理类型
Swisher	1987—2000	13	SCCA/ACA
Nakamura	1992—202	27	SCCA
Tomimaru	1985—2004	24	SCCA
Chao	1997—2004	27	SCCA
Oki	1994—2005	14	SCCA
Borghesi	1999—2005	10	SCCA/ACA
Nishimura	2000—2006	46	SCCA
Marks	1997—2010	65	ACA

注：SCCA：鳞癌；ACA：腺癌。

[来源：Hofstetter WL.Salvage esophagectomy.J Thorac Dis，2014，6（S3）：S341-S349.]

关于根治性放化疗后的监测问题，与接受内镜复查的患者相比，因症状就诊发现肿瘤复发的患者通常疾病进展较晚，这就意味着失去了补救手术的机会。相反，接受常规影像学及内镜复查的患者肿瘤复发发现较早，更适合接受补救性切除治疗。因此食管癌患者在放化疗结束后的第 1 个 1 ～ 2 年内应每 3 ～ 4 个月接受 1 次超声内镜（目的是检查局部淋巴结情况，而不是食管壁厚度）及 PET 检查，之后复查间隔增加到 6 ～ 12 个月。据报道，有 95% 的食管癌患者接受根治性放化疗后于 2 年内复发，几乎所有患者（99%）会在 3 年内复发。

19. 补救性食管手术指征

补救性食管切除术通常适用于根治性放化疗后存在肿瘤残余或复发性局部病灶，且无远处转移证据的患者。那些对放化疗反应较大、暂时无法接受手术治疗的患者，身体状况恢复后同样适用。

医师在手术前需要对疾病重新评估，以排除远处转移，例如通过高分辨 CT 排除肺转移，也可结合 PET-CT 对全身进行检查，通过内镜检查肿瘤侵犯范围并制定切除重建方案。超声内镜可以辅助用于经食管或气管透壁针吸淋巴结活检，而其对于食管壁浸润度的评估没有实用价值。这些低风险的检查手段可以通过组织学诊断判断是否存在其他淋巴结及肾上腺的转移，从而找出手术禁忌。病变位于隆突上及隆突周围的患者应当接受气管镜检查以除外肿瘤侵犯气道。也可应用支气管内超声（EBUS）进行检查。心肺的一些生理指标需要在手术前通过血清实验室检查进行评估，对于癌胚抗原（CEA）升高的患者，观察并记录其基线水平对于今后的随访有很大的帮助。

补救性手术指征是包括肿瘤本身因素和患者因素：

①肿瘤本身因素：包括实施根治性切除术的可能性和长期预后。补救性食管切除的预后主要取决于肿瘤本身因素。一方面是由于患者本人主动放弃手术治疗，故当肿瘤复发后，是否手术切除取决于疾病本身而非患者的身体状况。另一方面是由于放化疗后患者身体状况下降而导致延误了计划性手术。但后来患者病变仍持续存在，但其在身体状态明显改善后接受了手术，这两种情况代表着两个不同的疾病群体，故其最终手术结果及预后风险也是不同的。

②患者因素：包括患者身体状况对手术的耐受力，重要器官的功能等。补救性手术的术后并发症发生率显著高于单纯手术或接受过术前化放疗（放疗剂量小于 50 Gy）的患者。

术前放化疗导致的身体情况无法耐受手术治疗，则通常采取"观望和等待"的策略，而非继续计划性手术。如果患者在初期治疗后效果不佳，并在随访观察期间发现肿瘤复发，则建议采取补救性手术方案。有一个非常重要的问题就是采用这种治疗策略的患者，其观察随访的方法和频率会直接影响医师能否进行补救性手术。肿瘤没有局部复发证据，即使患者全身状况良好，也认定为非手术指征。从临床医师角度来看，这种情况被认为是治疗最终失败，患者最终将可能死于局部（或区域）肿瘤复发。

对于局部晚期食管癌的治疗选择一直存在较大争议。目前有许多关于食管癌患者同步放化疗后病理学完全缓解的研究报道，这些结果使一些临床肿瘤专家及放射医师对手术治疗（相对非手术治疗）的优势产生了质疑。为此，直到肿瘤复发，甚至有时肿瘤复发后采取了多种非外科治疗手段治疗仍然失败后，这些患者可能从来没有机会寻求外科治疗手段。

我们应该明确择期手术的定义。通过放化疗治疗达到完全缓解的患者需要长期接受临床观察评估；而对那些放化疗治疗后经过内科（或外科）医师共同确认仍有肿瘤残留的患者需要接受常规计划性手术治疗。所有这些选择都有可能对患者手术风险收益比产生重大影响。这些影响应该在术前谈话中得到充分体现。

20. 补救性食管切除手术方法

近十余年来，已有不少关于补救性食管切除术的综述文章发表（表 7）。目前文献报道的手术方式主要包括经膈肌裂孔食管切除术，McKeown（经颈、胸、腹三切口手术）和 Ivor-Lewis 手术（经腹、右胸手术）。没有文献支持补救性手术仅进行局部淋巴结清扫，因此我们提倡尽可能在完整切除的前提下进行二野淋巴结清扫术。有研究表明，补救性手术的三野淋巴结清扫率明显少于常规食管癌根治术（41% *vs.* 91%）。且目前没有直接证据证明二野淋巴结清扫增加并发症发生率。我们在施行食管癌补救手术时应严格遵循食管癌根治术的规范（包括应用微创手术技术）。在接受手术时由于患者的病情或缺少合适的食管替代物，手术医师应根据实情改变重建方式或选择二期重建，这些都是术者在术前应该考虑的问题。

表 7 专业述评

作者	发表年限	主题 / 评论
Ishikura	2003	评述根治性 CRT 不良反应
Urschel	2003	评述食管癌补救性手术
Urschel and Sellke	2003	评述补救性切除术的并发症
Adams	2007	关于 330 例患者 dCRT、CRT+S、S、CT+S 治疗效果的回顾性分析
Gardner-Thorpe	2007	评述已发表的研究数据

注：dCRT：根治性放化疗；CRT：放化疗；S：手术治疗；CT：化疗。

［来源：Hofstetter WL.Salvage esophagectomy.J Thorac Dis，2014，6（S3）：S341–S349.］

21. 补救性食管切除的疗效

多项研究表明，补救性食管切除术的手术住院病死率为 7% ～ 33%，其中上限明显高于通常水平，显示出该手术的高风险（表 8）。术后并发症发生率高也是补救性食管切除的特点，术后食管替代物坏死的发生率为 25%，吻合口瘘发生率为 15% ～ 39%，呼吸系统并发症如肺炎发生率为 9% ～ 62%，这使得患者住院时间也相应延长。另外几项研究证实了补救性食管切除术较常规手术需要更多的术中输血以及 ICU 治疗时间。还要特别注意的是，补救性手术后由于组织缺血引起的并发症，如气管坏死和穿孔以及胃壁坏死等发生率也显著高于常规手术。

食管替代物坏死作为补救性食管切除术最主要的并发症，其发生率达25%。根据既往关于食管腺癌接受补救性手术的研究数据显示，患者接受补救性食管切除术后出现食管替代物缺血的发生率高于常规食管癌根治术（4.6% *vs.* 1%）。大多数外科医师认为胃是最直接且适合的食管替代物，但是下段食管癌患者通常在接受放射治疗时，整个胃都会接受全部的放射剂量，胃上的小血管会受到放射伤害，从而影响手术后胃在胸腔内的活力。这种情况下我们会在术中仔细检查胃的损伤情况，判断其是否可以代替食管完成重建。同样的，在胸部吻合时，放射治疗的部位发生吻合口瘘的概率明显提高。如果对胃的血运状况有疑问，则还有其他几种选择：可利用腹腔大网膜转移到胸腔包裹胃食管吻合口；还可以选择其他食管替代物，例如结肠或带血管蒂的空肠间置；也可以食管延期重建。我们建议食管吻合位置最好选择在放疗部位水平以上。

补救性食管切除术的另一项缺点在于存在肿瘤残留的可能。相关数据显示，10%～70%的补救性手术结果为R1或R2。我们的研究显示91%的患者手术结果为R0切除。

为了查明产生这些并发症的不同的原因，一项关于常规计划性手术与补救性手术治疗效果的对比研究显示，并发症和疾病分期相同的食管癌患者接受常规手术和补救性手术，两组术后上述并发症发生率并无明显差异，住院时间、ICU 治疗时间、总生存时间、失血量及吻合口瘘发生率也都均相同。因此有经验的诊疗中心会严格筛选手术患者，从而得到满意的治疗结果。

　　至于术后生存率，文献报道补救性手术后 5 年生存率为25% ～ 35%。只有得到治愈性切除的患者，才有可能长期生存。在实践中，非治愈性切除率可能达到所有患者的 12% ～ 50%。由于非治愈性切除的预后很差，因此术前一定要充分评估。

表 8　食管癌补救性切除术的不良反应

作者	病例数	R1（%）	吻合口瘘（%）	住院时间（days）	30 天病死率（%）
Swisher	13	20	38*	29.4*	15
Nakamura	27	33	22	40	8
Tomimaru	24	33*	21	NS	13
Chao	27	37*	15*	22.4	29*
Oki	14	50	29	NS	7
Borghesi	10	70*	20	21	10
Nishimura	46	0	22	47	15
Tachimori	59	15	31*	38	8*
Marks	65	5	18	12	3

注：* 表示与对照组相比存在明显差异；NS: 未描述。

　　[来源：Hofstetter WL.Salvage esophagectomy.J Thorac Dis，2014，6（S3）：S341–S349.]

　　接受补救性食管切除术的患者应是一组经过高度选择和肿瘤生物学行为较好的患者。那些身体状况差、进展性远处转移或局部复发无法切除的患者被剔除，最终接受补救性切除的患者均能从中受益。据报道接受 R0 切除的患者 5 年生存率高达 60%，而 R0 ～ R1 切除后的 5 年生存率为 0 ～ 35%。食管腺癌的数据与食管鳞癌数据相同。我们针对食管腺癌的一系列研究表明：65 名食管腺癌患者于根治性放化疗后接受手术治疗，其 5 年生存率为 32%。与接受常规手术治疗的 521 名患者相比，中位生存时间无明显差异（48 个月 *vs.* 32 个月，*P*=0.22）。

研究表明，仅接受放化疗而不进行手术治疗的食管癌患者依然可能治愈。补救性手术适用于放化疗后局部复发患者，而非常规计划性手术失败的患者。那些对放化疗敏感度较差的患者可以接受补救性手术，而那些对放化疗敏感的或肿瘤全身转移的患者应避免接受手术治疗。

近年来有 2 篇前瞻性非随机对照研究试图评估食管鳞癌患者根治性化疗后择期辅助手术治疗的适应证（表 9）。结果显示，食管癌患者放化疗后择期手术治疗比单纯手术拥有更高的生存率。由 RTOG（0246 研究方案）发起的一项关于食管腺癌的多中心 Ⅱ 期临床试验同样表明，尽管临床病死率较高（5/41），但这种补救性手术方案依然是可行的。由于这些研究均没有设计体现计划性放化疗联合手术具有更大的优势，因此最终结论还无法解释这个问题。这项研究中有 18 名择期手术患者，其中 17 名由于放化疗后肿瘤残余而接受手术治疗，最终病理结果与医师判断相一致，1 名患者虽然对放化疗敏感但强烈要求手术。这个结果很好地强调了有经验的医师对于多学科治疗中肿瘤进展情况的评价能力，但是研究中依然存在几名患者最终接受了补救性手术。这个结果说明临床判断的准确性尚不完善。

表9 补救性手术非随机Ⅱ期临床试验

作者（研究时间）	分期	病例数	病理类型	终点指标	结果
Wilson and Lim（1993—1996）	T1～T3，N0～N1，M0	32	SCCA/ACA	病理结果，生存期，器官保护，不良反应	内镜活检结果CR率77%，择期手术可行
Ariga（1993—1996）	T1～T3，N0～N1，M0	99	SCCA	OS，DFS，QOL，不良反应	26%接受补救性手术
Swisher（2003—2006）	T1～T3，N0～N1，M0～M1a	41	SCCA/ACA	治疗反应，器官保护，不良反应，可行性	没有达到1年生存目标，但治疗可行

注：SCCA：鳞癌；ACA：腺癌；OS：总生存率；DFS：无病生存率；QOL：生活质量；CR：完全敏感。
[来源：Hofstetter WL.Salvage esophagectomy.J Thorac Dis，2014，6（S3）：S341-S349.]

目前根据文献资料可以得出结论：那些适合三模态治疗（术前放化疗＋手术）的食管腺癌局部晚期患者，接受放化疗后手术治疗比单纯放化疗效果更佳。

对于那些放化疗敏感且接受择期手术的患者，我们根据手术风险及肿瘤复发风险将其分类，对于身体状况好而肿瘤复发风险较大的患者建议积极手术治疗，而身体状况差且肿瘤复发风险较低（根据肿瘤分期及放化疗敏感度评估）的患者，则建议随访观察。

22. 实施补救性食管切除术的注意事项

①食管癌患者接受根治性放化疗后应进行积极的定期随诊以早期发现复发。

②食管癌患者接受根治性放化疗后局部复发，如果身体条件允许均应考虑补救性手术切除。

③补救性食管切除术对患者的选择十分重要，需要完善肿瘤分期以除外远处转移，同时进行患者的全身生理功能评估。

④补救性食管手术应在有经验的诊疗中心进行。

⑤医师应了解患者之前的放化疗方案。

⑥手术中吻合位置应选择在食管放疗部位以上。

⑦手术中食管替代物可根据情况做出适当选择。

总而言之，对于根治性放化疗失败局部复发的食管癌患者，补救性食管切除术是一个合理的选择。

（赵 彦 李 辉）

肿瘤标志物与食管癌：有潜力的热点

　　食管癌是一种常见的消化道恶性肿瘤，全世界每年约有 30 万人死于食管癌，我国食管癌发病率及病死率位居全球第一，在癌症发病构成中排名第六位，在癌症死亡原因中位居第四。手术治疗一直被认为是食管癌最主要的治疗手段，早期食管癌术后 5 年生存率为 64.1%，因此食管癌的早期诊断及明确分期在患者的治疗及预后方面都起着至关重要的作用。但因食管癌缺乏早期明显症状，发现时患者通常已达到中晚期，所以食管癌的预后较差。因此，如何提高食管癌早期诊断率一直是医师在临床工作中面临的重大问题。

　　食管癌的诊断方法较多，常见的检查包括上消化道造影，胸部 CT，胃镜、腹部超声及 PET-CT 等。但是由于上述检查存在一定的创伤性或价格相对昂贵，无法普及应用于食管癌早期筛查。相比之下，肿瘤标志物以其采样简便、操作易行等特点逐渐成为恶性肿瘤早期诊断的重要手段。与其他类型的消化系统肿瘤相比，食管癌目前缺乏特异性肿瘤标志物，因此寻求一种或多种敏感肿瘤标志物能对食管癌早期诊断及预后评估起到至关重要的作用，这也是目前临床和基础的研究热点。目前应用较多的标志物包括：癌胚抗原（carcinoembryonic antigen，CEA）、鳞状细胞癌抗原（squamous cell carcinoma antigen，SCC-Ag）、细胞角蛋白19片段抗原（cytokeratin 19 fragments，CYFRA21-1）、血管内皮生长因子（vascular endothelial growth factor，VEGF）以及甲种胎儿球蛋白（alpha-fetoprotein，AFP）。

23. 血清 CEA 与食管癌

CEA 主要分布于内胚叶起源的消化系统肿瘤中，具有人类胚胎抗原特异性决定簇，属于肿瘤细胞表面结构抗原，主要存在于胎儿体内，出生后含量极低，故名癌胚抗原。CEA 是一种非特异性肿瘤标志物，对肿瘤的早期诊断并不敏感，通常被应用于结直肠恶性肿瘤的诊断。研究表明，CEA 水平高低与结直肠癌肿瘤的分化、浸润及转移密切相关，对术后患者长期生存具有重要的预测价值。同时 CEA 水平升高也对食管癌、胃癌、胰腺癌、肺癌、乳腺癌及甲状腺癌有一定的诊断价值，临床上通常结合其他肿瘤标志物对以上肿瘤进行辅助诊断。血清 CEA 升高除了见于恶性肿瘤以外，还可能出现以下情况，例如长期吸烟患者或涉及肝的一些良性疾病患者等。

CEA 目前尚不能单独应用于食管癌的诊断，通常与其他肿瘤标志物共同使用。毛友生等通过对 206 例食管癌术前患者及 71 例术后患者的血清 CEA、CYFRA21-1、SCC-Ag 水平进行分析显示，CEA 及 CYFRA21-1 的全组阳性率分别为 29.1% 和 45.1%，两者联合阳性率达 57.3%。从而得出结论：血清肿瘤标志物的联合检测对食管癌的辅助诊断以及预后判断更有意义。

杨忠信等通过对 50 例食管癌患者血清 CEA 术前，术后第 1 周、第 1 个月、第 3 个月水平检测得出结论，CEA 血清动态水平变化检测可作为食管癌患者手术疗效检测指标。这也说明了 CEA 的术前血清水平和临床分期具有相关性。即肿瘤分期越晚，其 CEA 的血清水平愈高。同时血清 CEA 可以作为肿瘤预后的评估指标，术前血清水平正常的患者手术治愈率高，术后不易复发。若术前血清水平已升高者，则大多数已有血管壁、淋巴系统或周围神经的侵犯和转移，提示预后较差。

在食管癌治疗效果评估方面，CEA 也有着一定的参考价值。李广旭等对 30 例术前行新辅助放化疗的食管癌患者的血清 CEA 水平进行动态观察发现：治疗前 CEA 阳性者中位生存期明显短于 CEA 阴性者。治疗过程中肿瘤标志物呈下降趋势者生存期较长。王文杰对食管癌放疗前后血清 CEA 水平进行观察，同样得出以上结论。在一定程度上确定了 CEA 对于食管癌诊断及治疗评估方面的优势。

【CEA 临床应用分享】

淋巴结转移是食管癌最主要的转移途径，其转移数量及转移部位直接影响食管癌的分期与预后。肿瘤淋巴结转移的术前评估对食管癌治疗方法及手术方式的选择具有重要的指导价值。目前临床对食管癌淋巴结转移术前评估的方法有：增强 CT 扫描、PET/PET-CT 扫描、胸部 MRI、食管内镜超声 (EUS) 及超声 (US) 等。但对于新发患者的术前评估如果仅局限于影像学诊断是完全不够的。CEA 是目前应用最广的肿瘤标志物之一，临床上主要用于消化道肿瘤、肺癌、乳腺癌等上皮组织来源肿瘤的诊断，有研究表明其对于食管癌的诊断灵敏度为 10% ~ 35%，特异度为 85% ~ 98%。但 CEA 能否作为食管癌淋巴结转移的预测因子还没有相关性的研究。带着这个疑问，我们开展了下列研究。

我们试图通过对食管癌患者一般情况及术后病理结果进行回顾性分析（包括单因素及多因素分析），寻找影响食管癌患者 CEA 升高的高危影响因素，同时找出影响食管癌淋巴结转移的危险因素，并通过绘制 ROC 曲线的方法评价血清 CEA 对于食管癌淋巴结转移的预测价值。

研究选取了首都医科大学附属北京朝阳医院胸外科 111 例食管癌手术患者。所有患者术前均有完整的 CT 影像学结果、临床资料及病理资料，所有患者术前均未接受新辅助放化疗，且入院后均完善头部核磁共振、全身骨扫描、腹部超声排除远处转移。术前多层螺旋 CT 增强检查，单个淋巴结短径 > 10mm 或淋巴结融合成簇作为淋巴结转移诊断标准。患者入院后空腹抽取血液行 CEA 定量测定，> 3.4ng/ml 为阳性结果。111 例食管癌患者均顺利完成手术，手术方式包括左侧开胸、Ivor-Lewis 术式、微创手术以及颈-胸-腹三切口手术。术中严格清扫各站淋巴结，淋巴结按各站分布分别取样，随肿瘤标本一同送往病理科进行术后病理分析。

（1）影响食管癌淋巴结转移的单因素分析

血清 CEA 阳性率的单因素分析结果（表 10），通过分析可以看出：不同病变位置、病理学类型、肿瘤 N 分期患者血清 CEA 阳性率比较，差异均有统计学意义（$P < 0.05$）。在不同组织学类型中，非鳞癌病例 CEA 阳性率显著高于鳞癌（$P=0.037$），胃食管交界部肿瘤血清 CEA 阳性率较其他部位肿瘤显著增高（60%，$P=0.033$），且随着 N 分期的递增，CEA 阳性率呈逐渐增高的趋势。

表 10　影响食管癌患者 CEA 阳性率的单因素分析

临床病理因素	分层	赋值	病例数 (n)	CEA 阳性率 (%)	χ^2/Z	P 值
性别	男性	1	97	35.05	0.323	0.570
	女性	2	14	42.86		
年龄	≤ 60	0	50	34.00	0.164	0.686
	> 60	1	61	37.70		
吸烟史	是	1	74	35.14	0.078	0.780
	否	2	37	37.84		
饮酒史	是	1	52	42.31	1.669	0.196
	否	2	59	30.51		
病变位置 *	上、中段	2	55	27.27	6.815	0.033

中国医学临床百家

续表

临床病理因素	分层	赋值	病例数 (*n*)	CEA 阳性率 (%)	χ^2/Z	*P* 值
	下段	3	36	36.11		
	贲门	4	20	60.00		
病理类型	鳞癌	1	84	29.76	6.608	0.037
	腺癌	2	23	52.17		
	其他	3	4	75.00		
肿瘤 T 分期	T1	1	10	20.00	2.280	0.516
	T2	2	23	30.43		
	T3	3	70	38.57		
	T4	4	8	50.00		
肿瘤 N 分期	N0	0	44	18.18	16.928	0.001
	N1	1	38	34.21		
	N2	2	20	65.00		
	N3	3	9	66.67		
肿瘤 M 分期 **	M0	0	109	35.78		1.000
	M1	1	2	50.00		

* 由于上段食管癌病例数仅为 3 例，将其结果与中段食管癌合并；** 应用 Fisher 精确检验。

　　将单因素分析中具有统计学意义的 3 个因素，即病变位置、病理结果及肿瘤 N 分期，作为协变量，血清 CEA 水平作为因变量，进行多因素 logistics 逐步回归分析，排除研究中的混杂因

素后，结果提示肿瘤 N 分期是血清 CEA 阳性的独立危险因素
（OR=2.206，95%CI：1.370 ～ 3.552，P < 0.05）见表 11。

表 11　影响 111 例食管癌患者 CEA 阳性率的 logistics 逐步回归多因素分析

	B	S.E.	Wald	P	OR	OR 的 95% 可信区间	
						下限	上限
常数	-2.659	0.821	10.480	0.001	0.070		
病变位置	0.219	0.354	0.383	0.536	1.245	0.622	2.491
病理学类型	0.527	0.488	1.167	0.280	1.694	0.651	4.411
肿瘤 N 分期	0.791	0.243	10.584	0.001	2.206	1.370	3.552

本研究中 111 例食管癌患者总体淋巴结转移率为 60.36%
（67/111），通过淋巴结转移的单因素分析结果可以看出：肿瘤
T 分期与血清 CEA 水平是影响食管癌淋巴结转移的危险因素
（P < 0.05）。即随着肿瘤侵犯程度的增加，食管癌淋巴结转移率
逐渐增加，而随着血清 CEA 水平的升高，食管癌淋巴结转移率
也随着上升（表 12）。

表 12　影响 111 例食管癌患者淋巴结转移的单因素分析

临床特征	分层	赋值	病例数（n）	淋巴结转移		χ^2	P 值
				是（67）	否（44）		
性别	男性	1	97	58	39	0.103	0.748
	女性	2	14	9	5		
年龄	≤ 60	0	50	34	16	2.219	0.136

中国医学临床百家

续表

临床特征	分层	赋值	病例数（n）	淋巴结转移		χ^2	P 值
				是 (67)	否 (44)		
	> 60	1	61	33	28		
吸烟	是	1	74	44	30	0.075	0.784
	否	2	37	23	14		
饮酒	是	1	52	33	19	0.393	0.531
	否	2	59	34	25		
病变位置*	上、中段	2	55	30	25	1.741	0.419
	下段	3	36	23	13		
	贲门	4	20	14	6		
病理类型	鳞癌	1	84	48	36	2.288	0.319
	腺癌	2	23	17	6		
	其他	3	4	2	2		
肿瘤 T 分期	T1	1	10	2	8	18.97	0.000
	T2	2	23	8	15		
	T3	3	70	50	20		
	T4	4	8	7	1		
CEA	≤ 3.4ng/ml	1	71	35	36	10.08	0.001
	> 3.4ng/ml	2	40	32	8		
肿瘤 M 分期**	M0	0	109	65	44		0.517
	M1	1	2	2	0		

注：* 由于上段食管癌病例数仅为 3 例，将其结果与中段食管癌合并；** 应用 Fisher 精确检验。

将单因素分析中具有统计学意义的 2 个因素，即肿瘤 T 分期和血清 CEA 水平作为协变量，食管癌淋巴结是否转移作为因变量，进行多因素 logistics 逐步回归分析，其结果显示：血清 CEA 水平及肿瘤 T 分期为食管癌淋巴结转移的危险影响因素（$P < 0.01$，$OR=3.936$，$95\%CI$：$1.480 \sim 10.469$；$P < 0.01$，$OR=3.558$，$95\%CI$：$1.798 \sim 7.041$），见表 13。

表 13　影响 111 例食管癌患者淋巴结转移的 logistics 逐步回归多因素分析

	B	S.E.	Wald	P	OR	OR 的 95% 可信区间	
						下限	上限
常数	-4.756	1.193	15.889	0.000	0.009		
血清 CEA 水平	1.370	0.499	7.535	0.006	3.936	1.480	10.469
肿瘤 T 分期	1.269	0.348	13.280	0.000	3.558	1.798	7.041

　　将血清 CEA 检测值及胸部增强 CT 检查诊断淋巴结转移结果作为测试变量，术后病理学检查淋巴结转移结果作为状态变量绘制 ROC 曲线，其结果显示：血清 CEA 水平、胸部增强 CT 检查诊断食管癌术前淋巴结转移的曲线下面积分别为 0.687（$95\%CI$：$0.580 \sim 0.785$）、0.689（$95\%CI$：$0.591 \sim 0.788$），均大于参考线下面积，差异有统计学意义（$P < 0.05$）。两种方法联合检测淋巴结转移的曲线下面积为 0.785（$95\%CI$：$0.697 \sim 0.873$）（$P < 0.05$）。见表 14、图 12。

表 14　CEA 及胸部增强 CT 评估食管癌淋巴结转移的 ROC 曲线下面积

检查结果变量	曲线下面积	标准误	P 值	渐进 95% 可信区间	
				下限	上限
CT 检查	0.689	0.050	0.001	0.591	0.788
血清 CEA	0.687	0.050	0.001	0.580	0.785
血清 CEA 联合 CT 检查	0.785	0.045	0.000	0.697	0.873

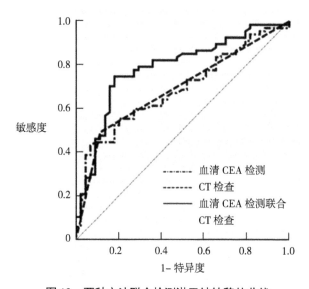

图 12　两种方法联合检测淋巴结转移的曲线

　　取 111 例患者 CEA 结果四分位数间距后分为 4 组，计算每组淋巴结转移率（图 13）分层分析结果显示：当 CEA ≤ 1.75μg/L 时食管癌淋巴结转移率为 46.43%，1.75μg/L < CEA ≤ 2.68μg/L 时淋巴结转移率为 48.28%，2.68μg/L < CEA ≤ 4.21μg/L 时淋巴结转移率为 55.56%，当 CEA > 4.21μg/L 时淋巴结转移率为

92.59%，4 者比较，差异有统计学意义（χ^2=16.026，P=0.001）。

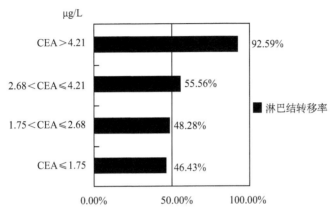

图 13　CEA 水平与淋巴结转移相关性分层分析

综上所述，食管恶性肿瘤淋巴结转移的术前评估尤为重要，血清 CEA 对于食管癌术前淋巴结转移具有一定的诊断价值，且联合增强 CT 检查诊断价值更高。对于肿瘤侵犯较浅且血清 CEA 水平在正常范围内的患者，可减少术中淋巴结清扫数目。当血清 CEA > 4.21μg/L 时淋巴结转移率为 92.59%。这也在一定程度对食管癌术前淋巴结转移的诊断进行了完善。而对于肿瘤侵犯较深且 CEA 明显升高的食管癌患者，由于存在淋巴结转移风险，术中淋巴结清扫范围需相对扩大。本研究结论尚需前瞻性大规模临床随机对照试验进行验证。

24. 血清 SCC-Ag 与食管癌

鳞状上皮细胞癌抗原最早是由 Kato 等于 1977 年从宫颈癌组织中分离纯化发现的一种糖蛋白，属于肿瘤相关抗原 TA-4 的亚型。SCC-Ag 存在于子宫、子宫颈、肺、头颈等鳞状上皮细胞癌的细胞质中，特别在非角化癌的细胞中含量更丰富，是鳞状上皮癌的重要肿瘤标志物，其有助于所有上皮起源恶性肿瘤的诊断，其中也包括食管癌。王英等对 40 例正常体检者及 100 例早期食管癌患者血清 SCC-Ag 水平应用 ROC 曲线进行分析，发现早期食管癌患者 SCC-Ag 水平高于正常组，当 SCC-Ag 截断值设定为 1.39ng/ml 时灵敏度为 92.0%，特异度为 94%。诊断符合率为 92.6%，曲线下面积（AUC）为 0.936。其证实了血清 SCC-Ag 水平变化对预测早期食管癌具有重要价值。Shimada 等对食管鳞癌的一项研究表明，血清 SCC-Ag 在不同的肿瘤大小、侵袭深度、淋巴结数量、远处转移个体中，其血清浓度具有显著差异，证实其为食管癌重要的预后指标。

由于食管癌患者缺乏早期临床症状，大多数患者确诊时已属中晚期，已经丧失手术机会，这种患者大多数需要实施放疗或放化疗联合治疗。对食管癌放疗效果的正确评估，可降低食管癌患者的放射性损伤并延长生存期。董芸等通过对食管癌患者放疗前后血清 SCC-Ag 动态监测，证实 SCC-Ag 不仅可以提高食管癌阳性诊断率，还对食管癌放射治疗疗效的监测也具有重要价值。

25. 血清 CYFRA21-1 与食管癌

CYFRA21-1 是一种细胞角蛋白，其主要分布于上皮细胞胞质中，是构成细胞骨架的一类中间丝状物。细胞癌变时 CYFRA21-1 经蛋白酶降解或细胞凋亡后其碎片释放入血，CYFRA21-1 在血浆中半衰期较短，因此可以用来快速判断治疗效果。Pujol 等通过对比接受根治性治疗的肺癌患者血清 CYFRA21-1 水平以及接受姑息性局部治疗的肺癌患者血清 CYFRA21-1 水平得出结论：根治性治疗后肺癌患者血清 CYFRA21-1 较姑息性治疗后明显下降，提示 CYFRA21-1 对治疗效果监测作用明显。1993 年 Stieber 等对肺癌患者血清 CYFRA21-1 进行检测，首次证实其在非小细胞肺癌当中的诊断意义。同样在肝癌、鼻咽癌、前列腺癌、膀胱癌、卵巢癌等不同的肿瘤当中，CYFRA21-1 也能得到不同程度的表达。直至 1997 年 Yamamoto 等首次证实了 CYFRA21-1 对食管癌的诊断意义。近年来诸多学者通过统计研究进一步证实了 CYFRA21-1 在食管癌诊断方面的优势，黄国福等通过 ROC 曲线方式分析得出结论，对于食管癌患者 CYFRA21-1 界值取 1.8ng/ml 为最佳，其敏感性（49.16%）、特异性（93.65%）、阳性预测值（95.91%）及阴性预测值（37.9%）均优于其他界值，可作为食管癌诊断的检测指标。

同样，CYFRA21-1 在判断食管癌肿瘤预后及预测复发方面也有一定的临床诊断意义。Koga 等报道了 CTFRA21-1 的浓度与肿瘤复发之间的关系，表明术后血清浓度持续增高，预示着肿瘤复发可能性的提高。Shimada 等同样对术后患者血清 CYFRA21-1 水平进行检测，证实其与肿瘤进展及生存期密切相关，因此密切检测血清水平对食管癌患者的长期治疗有着重要意义。

26. 血清 VEGF 与食管癌

Folkman 于 1971 年首次提出著名的 Folkman 理论，即肿瘤组织生长，必须依靠新生血管生成来提供足够的氧气和营养物质来维持，被认为是 VEGF 临床应用的基础。VEGF 最早是由 Senger 等于 1993 年提出，是高度保守的同源二聚体糖蛋白。两条分子量各为 24kDa 的单链以二硫键组成二聚体。VEGF 在体内能特异的促进内皮细胞分裂，增加毛细血管的通透性，诱导内皮细胞迁移，诱导血管的生成，且与毛细血管密度呈正相关。在迄今发现的多种血管生长刺激因子中 VEGF 是针对内皮细胞特异性最高的，在多种血管生长因子中起着中心调控作用。VEGF 的表达目前已被证实是肿瘤血管生成进展及肿瘤广泛转移的重要标志物。Ogata 等对存在淋巴结转移的食管癌患者肿瘤 VEGF 水平进行对比，得出结论：VEGF 与食管癌分期及预后存在相关性，可用于食管癌预后评估。Shimada 等通过对比食管癌患者及正常体检者血清 VEGF 表达情况，认为血清 VEGF 表达水平不仅受肿瘤 T 分期影响，同时对于肿瘤的大小、淋巴结转移及远处转移情况均能反映出一定的差异。因此证实了 VEGF 在食管癌诊断中的临床价值。

27. 甲种胎儿球蛋白与食管癌

早在 1944 年已有人对甲胎蛋白的存在进行过研究。直到 1965 年才有人观察到 2 例原发性肝癌患者血清能与抗胎儿血清的单价抗血清起反应，说明原发性肝癌患者血清中与人类胎儿血清中有共同的特殊成分，并将这种特殊的蛋白成分称为甲种胎儿球蛋白（alpha-fetoprotein，AFP）。在成人，AFP 可以在大约 80% 的肝癌患者血清中升高，在生殖细胞肿瘤出现 AFP 阳性率为 50%，在其他肠胃管肿瘤如胰腺癌或肺癌及肝硬化等患者中亦可出现不同程度的升高。但 AFP 与食管癌的关系以往少有人报道。我们在此分享一个特殊病例，希望同仁有所借鉴。

【特殊病例分享】

患者男性，34 岁。因进行性吞咽困难 2 个月于 2014 年 12 月收住首都医科大学附属北京朝阳医院胸外科。既往体健。入院后胃镜检查示：食管下段延续至贲门可见不规则溃疡，直径约 2.5cm×3.0cm，溃疡周边环堤样改变。活检病理为胃食管交界低分化腺癌。胸 / 腹 CT 示：胃食管交界癌，腹腔及腹膜后淋巴结增大，伴肝内多发低密度影，部分为小囊肿，部分可疑转移灶。实验室检查：肿瘤标志物——血清 CEA：112.07ng/ml（正常值：0 ～ 5ng/ml），CA19-9：387.6U/L（正常值：0 ～ 37 U/L），甲种胎儿球蛋白：771.51ng/ml（正常值：0.89 ～ 8.78ng/ml）。临床诊断：胃食管交界腺癌伴肝转移（Ⅳ 期），cTNM 为 T3N2M1。经多学科病例讨论决定行术前化疗，方案为紫杉醇＋奈达铂＋

氟尿嘧啶方案，共化疗 3 周期。化疗结束后复查 CT 提示：腹腔及腹膜后增大淋巴结及肝内可疑转移灶较化疗前明显缩小。于 2015 年 3 月行胃食管交界癌根治，胃食管重建术。术后病理结果：贲门齿状线侧溃疡型肿物，大小为 2.5cm×3.3cm×1.3cm，肿物距食管断端 6cm，距胃断端 3cm。光镜下：食管胃黏膜低分化癌，肿瘤细胞部分排列呈腺癌样；部分呈实性，具有肝细胞癌样分化特征，呈小梁状、巢团状排列，癌细胞呈多角形，体积较大，胞质丰富，呈假小叶样排列。可见大量神经侵犯，未见明确脉管侵犯，肿瘤侵及食管外膜及胃浆膜下层。淋巴结转移性癌（8/12）。免疫组化及特殊染色：CEA（＋），CK5（－）和 CK7（部分＋）、CK20（＋）、P63（－）、P40（－）、PAS（＋）、AB-PAS（－）、HER-2（－）、D2-40（未显示淋巴管侵犯），Elastic（肿瘤内血管侵犯）。术后 1 月复查腹部 CT 提示：肝多发转移瘤、腹腔及腹膜后增大淋巴结较前明显增大。B 超：颈部淋巴结增大。查体：腋下浅表淋巴结增大。AFP＞20000ng/ml，给予紫杉醇静脉＋肝动脉灌注化疗 1 次。此后肝功能障碍进行性加重，2015 年 6 月患者死于肝功能衰竭。

肝样腺癌（hepatoid adenocarcinoma，HAC）是一种原发于肝外器官的特殊类型腺癌，同时具有腺样及肝细胞样分化的特征。血清 AFP 升高是其常见表现之一。肝样腺癌可发生于肺、胃、胆囊、结肠、子宫和膀胱等器官，但胃是最常见的发生部位。其发生率占所有胃腺癌的 0.3%～1%。早在 1970

年 Bourreille 等首次报道了胃癌与 AFP 增高的关系。1981 年 Kodama 等报告了 35 例类似的病例。随后又相继有些个案报道以及针对本病病理学、分子病理学或临床特征以及治疗方法的研究。

胃肝样腺癌多见于老年患者，男性多于女性，好发年龄为 65 岁。目前多数学者认为，并非所有 HAC 病例中的 AFP 均为阳性。也有学者把这一类型的胃癌细分为"胃肝样腺癌"和"产甲胎蛋白胃癌"两种类型，两者既有重叠又有区别。

诊断 HAC 必须见到类似肝细胞癌组织学特征的肝样分化区。血清 AFP 升高是 HAC 的一个重要特征，但并非诊断的必要条件。HAC 恶性程度高，早期就出现肝转移或淋巴结转移。HAC 术前确诊率低，主要原因有：通常肝样分化结构位置较深，内镜活检诊断率低；临床医师对肝样腺癌认识不足，术前未行血清 AFP 检测。文献报道肝样腺癌预后非常差，平均生存期为 10～18 个月，5 年生存率仅为 9%，这与其癌细胞的高度恶性、脉管的浸润、嗜肝性和淋巴结的早期转移等有密切关系。

本病好发年龄为 65 岁，而本例患者发病年龄较低，与文献报道不同。术前已发现肝及淋巴结转移，血清 AFP 升高明显，术后病理结果确诊为 HAC。术后早期出现肝转移灶增大，体表淋巴结肿大，血清 AFP 较术前明显升高。尽管术后辅以化疗，仍疗效差。术后生存期仅 3 个月。

本病例提示我们在临床工作中，应提高对肝样腺癌的认识。

对恶性程度较高的腺癌，应将血清甚至是活检组织的 AFP 表达水平测定当作常规检查项目，以减少漏诊。一旦发现伴有 AFP 升高的胃癌、食管癌，应警惕肝样腺癌的可能。本病恶性程度高，进展快，治疗反应较差，选择手术治疗应采取相对谨慎的态度。由于本病存在嗜肝性的特点，治疗过程中应重视肝转移的发现和处理。

28. 联合检测肿瘤标志物在食管癌诊疗中的临床价值

随着医学水平的提高，越来越多的肿瘤标志物被发现并被应用于食管癌的诊断当中，但是各种研究显示，单一的肿瘤标志物对肿瘤的诊断及预后判断方面缺乏高度的敏感性及特异性。尤其针对食管癌，目前缺乏特异性肿瘤标志物，往往需要两种或多种联合诊断以提高敏感性及特异性。刘文洁等通过联合 CA19-9、CA724、CEA 及 CYFRA21-1 4 项肿瘤标志物对食管癌进行诊断，结果显示 4 项肿瘤标志物联合检测阳性率为 47.3%，明显高于单项检查。黄子初等通过对比食管癌患者及正常健康者血清 CEA、SCC-Ag、CYFRA21-1 水平，发现 3 种肿瘤标志物检测率分别为 80.4%、43.3%、62.9%。3 种血清肿瘤标志物联合检测在食管癌诊断中的敏感性和特异性分别为 90.7% 和 81.4%。从而得出结论：联合检测多种肿瘤标志物对食管癌早期诊断及鉴别具有重要的临床价值。

理想的肿瘤标志物需要较高的敏感性及特异性，其血清浓度不仅代表着肿瘤侵犯及进展情况，同时还对术后治疗效果及远期生存率均拥有着重要的预测价值。但是目前对于食管癌尚缺乏上述条件的肿瘤标志物。临床上通常通过联合多项肿瘤标志物共同诊断，并随访监测肿瘤进展复发，取得了较高的应用价值。随着医疗科技水平的进步，越来越多的肿瘤标志物即将被发现证实。相信在不远的将来食管癌的诊断形式将更加丰富，这也将给予临床医师在临床诊断与患者生存预期评估方面以更大的帮助。

（赵　彦　　李　辉）

食管鳞癌与细胞信号通路：基础研究仍在起点

29. 食管鳞癌与细胞信号通路的研究背景资料

食管癌的治疗以手术治疗为核心，而晚期食管癌则以放化疗等综合治疗为宜。但作为高发恶性肿瘤，食管癌的治疗效果和预后仍较差。根据国内的大宗病例报道，可以手术治疗的食管癌 5 年生存率也仅有 30% 左右。食管癌早期症状不明显，其早期发现依然是临床难题，而食管癌如果能够及早发现并得到及时治疗，可以对预后的整体提高起到至关重要的作用。同时进展期食管癌的侵袭性和转移特点也成为制约临床治疗效果的重大难题。

在对肿瘤的病理生理机制中，肿瘤细胞对缺氧的适应和肿瘤血管生成是肿瘤发生发展过程中的关键步骤之一。由于肿瘤细胞生长超出了正常血供的负荷能力，因此经常处于缺氧状态，在缺氧状态下，肿瘤细胞可通过细胞膜上的氧分子受体来感受低氧信号，促使细胞内许多与肿瘤血管生成相关基因的转录和表达发生改变，从而对缺氧做出复杂的应激反应，增加肿瘤的血管生成，进一步增加氧的供应，使肿瘤得以进一步的生长增殖。反之，当血管生成被抑制时，肿瘤生长到 $1 \sim 2mm^3$ 就会停滞。

血管生成在各种生理和病理过程中扮演了重要角色，多种实体肿瘤的生长和转移都依赖血管生成。血管生成是一个复杂的过程，包括基底膜分解、内皮细胞迁移、细胞间隙形成、内皮细胞增殖、血管腔形成、最终新基底膜连接形成血管。肿瘤可通过多种机制诱发并促进血管形成。有研究对 177 例胃或胃食管连接部的手术切除标本进行免疫组化分析，发现一系列缺氧相关物质（HIF-2α、EPO、EPO-R、Glut-1 及 VEGF 等）的表达与肿瘤的发展乃至预后有关。

随着肿瘤研究进入了分子时代，人类对肿瘤的认识逐步深入。了解食管癌发生、发展、侵袭、转移的细胞和分子机制，使攻克这一顽疾成为可能。只有掌握了其中的关键步骤，并在此基础上寻找新的诊断和治疗方法，才能使食管癌的诊断和治疗现状得到根本的改观。然而，大量研究表明食管癌的发生发展是多种因素参与的多步骤、多阶段的复杂过程。我们仅能在某一方面，对其机制进行探索。

磷脂酰肌醇 3- 激酶 / 蛋白激酶（phosphatidylinositol-3-kinase/

protein kinase B，PI3K/Akt）信号传导通路是一条酪氨酸激酶级联信号传导通路，广泛存在于细胞中。主要通过调节下游多种效应分子的活化来参与细胞生长、增殖、分化等生理和病理过程。近年来发现 PI3K/Akt 通路在人类多种恶性肿瘤组织中都呈现高表达，与人类多种肿瘤的发生、发展都有着密切关系。该通路在肿瘤细胞的存活、增殖、抵抗凋亡、肿瘤组织的血管生成、恶性细胞的侵袭、转移及抵抗化疗和放疗等生物学行为中扮演了重要角色。我们试图通过对食管鳞癌切除标本和食管癌细胞系的实验研究，探索 PI3K/Akt 信号传导通路及其下游的血管生成相关因子，在食管鳞癌形成、发展中的作用。

30. 本研究的意义和背景

食管癌是常见的消化道恶性肿瘤之一，但关于食管癌起源和进展的基础研究，却相对落后于许多其他实体肿瘤。这可能与近年来食管癌的整体发病率呈下降趋势有关。但未来若干年内，食管癌仍将是严重威胁人类生命健康和降低人类生活质量的恶性疾病。

血管形成对许多实体肿瘤的发生发展过程都起着举足轻重的作用。近年来，关于血管形成的分子水平研究是肿瘤基础研究的热点之一。一些血管生成相关因子不断被发现和关注，其中包括本文涉及的几种细胞因子。但内皮型一氧化氮合酶（eNOS）在食管癌表达水平及其与食管癌血管形成的关系尚缺乏研究。而

PI3K/Akt 通路已被证实与许多人体肿瘤的发生发展相关。但该通路和食管癌血管形成是否存在关联？ eNOS 等血管生成相关因子的表达激活，又是否与该通路相关呢？本研究尝试探索这方面的问题。

31. 研究方法及结果

我们选取了进展期食管鳞癌 66 例病理标本。收集临床资料，包括入组患者的性别、年龄、肿瘤细胞组织分化程度、局部浸润深度和淋巴结转移情况（表 15）。实验材料为术后经病理科取材固定后制成的蜡块，以标本中正常食管组织做对照，对肿瘤组织切片并采用免疫组织化学方法对 PI3K 蛋白、eNOS、HIF-1α 和 VEGF 进行检测。同时进行 CD34 染色，测定组织微血管密度（MVD）。将检测结果与 MVD 及临床病理情况做相关分析。

培养食管鳞癌细胞系并进行 Western-blot 检测。将细胞系分为 3 组：一组为常态对照组，另两组分别经抑制剂 LY294002 孵育 2 小时和 4 小时。在常态下和 PI3K 通路抑制的情况下，分别测定细胞系磷酸化 Akt 及磷酸化 eNOS 的表达，分析其相关性。

表 15　临床病例一般资料

项目		例数
性别	男	47
	女	19
年龄		44～75 岁，中位数 62 岁
分化程度	高分化鳞癌	23
	中分化鳞癌	21
	低分化鳞癌	22
肿瘤 T 分期	黏膜下	4
	浅肌层	13
	深肌层	25
	外膜或周围组织	24
肿瘤 N 分期	无淋巴结转移	32
	有淋巴结转移	34

通过研究我们发现：

①在食管鳞癌组织标本的免疫组化染色中，PI3K、eNOS 和 VEGF 均获得阳性表达，且与正常食管组织对比差异有统计学意义（表 16～表 18）。

② PI3K 和 HIF-1α 在食管鳞癌组织中的高表达与肿瘤的浸润深度及淋巴结转移状况存在显著相关性（$P=0.000$，$P=0.003$）。eNOS 的高表达与淋巴结转移状况存在显著相关性（$P=0.002$）。VEGF 的高表达与患者的性别（$P=0.039$）、肿瘤的浸润深度（$P=0.000$）和淋巴结转移情况（$P=0.000$）存在显著相关性。

③ PI3K 在食管鳞癌组织中的高表达与 eNOS（$P=0.007$）、HIF-1α（$P=0.000$）、VEGF（$P=0.000$）均存在显著相关性。

④ 食管鳞癌组织中 MVD（17.24+3.263）显著高于切缘正常食管组织（12.47+2.419），差异有统计学意义（$P=0.009$）（表 19）；且 MVD 与食管鳞癌组织中 PI3K（$P=0.000$）、eNOS（$P=0.019$）和 VEGF（$P=0.048$）的表达存在显著相关性。

⑤ 在食管鳞癌细胞系 KYSE150 和 KYSE450 中，Western-blot 检测可见磷酸化 Akt 和磷酸化 eNOS 活化表达；用 PI3K 通路抑制剂 LY294002 孵育后，磷酸化 eNOS 活化表达显著下降（$P=0.000$），且与磷酸化 Akt 的表达呈正相关，具有统计学意义（KYSE150：$R=0.978$，$P=0.000$；KYSE450：$R=0.920$，$P=0.000$）。

因此我们得出结论：PI3K/Akt 信号通路及下游各血管形成相关蛋白因子与食管鳞癌的发生和发展有关。该通路在食管鳞癌微血管形成乃至肿瘤侵袭中起到一定的作用。eNOS 在食管鳞癌细胞中的活化与 PI3K 信号通路的介导有关。

表 16 PI3K 在食管鳞癌组织与切缘正常组织中的表达情况

组别	例数	PI3K		χ^2/ P 值
		+	−	
肿瘤	66	50（75.8%）	16（24.2%）	$\chi^2=39.3$ $P=0.000$
正常	66	14（21.2%）	52（78.8%）	

表 17　eNOS 在食管鳞癌组织与切缘正常组织中的表达情况

组别	例数	eNOS		χ^2/ P 值
		+	−	
肿瘤	66	43（65.2%）	23（34.8%）	χ^2=32.1
正常	66	11（16.7%）	55（83.3%）	P=0.000

表 18　VEGF 在食管鳞癌组织与切缘正常组织中的表达情况

组别	例数	VEGF		χ^2/ P 值
		+	−	
肿瘤	66		11（16.7%）	χ^2=64.2
正常	66		57（86.4%）	P=0.000

表 19　食管鳞癌组织及切缘正常组织中的 MVD 比较

组别	例数	MVD（均值＋标准差）	t 值	P 值
肿瘤	66	17.24+3.263	10.1	0.009
正常	66	12.47+2.419		

32. 关于本项研究的讨论

（1）PI3K/Akt 通路在食管鳞癌中的高表达

本实验中免疫组化结果显示：PI3K 在食管鳞癌组织中的表达率为 75.8%（50/66），明显高于食管切缘正常组织中的表达率 21.2%（14/66），差异存在统计学意义（$P < 0.05$）。

PI3K/Akt 信号通路是近年发现的一条重要的细胞内信号转

导通路，主要通过影响下游多种效应分子的活化状态，从而参与促进细胞增殖、防止细胞凋亡和促进肿瘤转移等多种细胞活动，与人类多种肿瘤的发生、发展都有着密切关系。该信号通路的主要组成成分在人类多种恶性肿瘤中都呈现高表达状态，在肿瘤细胞的存活、增殖、抵抗凋亡、肿瘤组织的血管生成以及恶性细胞的转移中都发挥了重要作用。许多肿瘤可以异常激活 PI3K/Akt 通路，且肿瘤细胞的生长又依赖于该通路的活化。

肿瘤的血管生成及肿瘤组织的 MVD 与肿瘤的发生、发展及患者的预后存在密切的相关性。而目前的研究表明，PI3K/Akt 信号通路及其相关下游效应分子在肿瘤的血管生成中发挥着重要作用，从而影响肿瘤的生长及转移等生物学行为。在结直肠癌中已经证实 PI3K 上游分子的抑制剂可以降低肿瘤生长速度、增加肿瘤坏死，增加肿瘤对化疗的敏感程度并且减弱肿瘤转移的能力。

PI3K 对肿瘤生长和进展的影响主要是通过 Akt 介导完成的。后者是其下游的一个效应分子。Akt 家族主要包括三个成员，即 Akt1、Akt2、Akt3。这三种异构体在结构上同源并且激活的机制也相似，但却具有不同的功能。Akt 在许多肿瘤中都可以过表达，包括结肠癌、胰腺癌、卵巢癌和一些非激素依赖型的乳腺癌。Akt2 在卵巢癌、乳腺癌及胰腺癌中发挥重要作用，而 Akt1 的过表达在胃癌中比较多见。目前研究证实，Akt 的磷酸化与肿瘤细胞抗坏死和再生以及各种临床病理学参数有关，例如肿瘤侵袭的

中国医学临床百家

程度、血流灌注、淋巴结转移情况以及肿瘤分级。

关于 PI3K/Akt 通路在食管鳞癌中的表达情况，文献报道较少。这可能与发达国家食管鳞癌相对较少见有关。本研究的结果显示：PI3K/Akt 通路在食管鳞癌中表达率较高，与其他一些实体肿瘤中的发现相似。

（2）血管生成相关因子在食管鳞癌中的高表达

本实验中 VEGF 在食管鳞癌组织中的表达率为 83.3%（55/66），明显高于食管切缘正常组织中的表达率 13.6%（9/66），差异存在统计学意义（$P < 0.05$）。eNOS 在食管鳞癌组织中的表达率为 65.2%（43/66），明显高于食管切缘正常组织中的表达率 16.7%（11/66），差异存在统计学意义（$P < 0.05$）。HIF-1α 在食管鳞癌组织中的表达率为 80.3%（53/66），明显高于食管切缘正常组织中的表达率 15.2%（10/66），且差异存在统计学意义（$P < 0.05$）。

与血管生成相关的细胞因子包括一氧化氮合酶（NOS）、HIF-1α、VEGF 等。这些因子大多数能对肿瘤细胞内特殊的缺氧微环境做出反应，且相互作用形成复杂的链式反应，参与调节肿瘤组织内的血管生成，从而在肿瘤发生、侵袭和转移中发挥重要作用。

在人体中，NOS 是 NO 基本的生理来源，血管内皮细胞暴露于物理压力和其他循环因素的状态下可以激活 eNOS 而产生 NO。eNOS 介导了由 VEGF 引发的血管生成，是由内皮细胞的过度弥漫增殖启动的微血管生成过程。特定的生长因子、脂类代谢产物和血管活性物质可以通过将 eNOS 从细胞膜转移到细胞核或者细胞内的细胞器（如线粒体和高尔基体）来改变其活性。eNOS 与肿瘤血管形成的关系，目前资料较少。但诱导型一氧化氮合成酶（iNOS）与肿瘤血管生成的相关研究相对较多。在 Barret 食管和食管腺癌中，发现 iNOS 表达水平升高。Tanaka 等在 57 例食管鳞癌标本中检测出 50 例 iNOS 表达。Chandra 等在食管腺癌中发现：随着肿瘤分期逐渐变晚，iNOS 表达水平显著升高。

人类实体肿瘤中包含一些低氧组织，其中的血氧含量较正常组织低。低氧可以使肿瘤组织对放疗和化疗产生抵抗，并且使肿瘤更易于转移。这与细胞内的低氧环境可以促进 HIF-1 的生成，从而促进肿瘤的血管生成密切相关。HIF-1 激活后可以调控多种低氧反应基因，从而在恶性肿瘤细胞抵抗凋亡、加快肿瘤生长以及肿瘤的侵袭和转移等方面起到重要作用。放疗后的新血管生成是肿瘤生存和再生的重要因素，而在这个过程中 HIF-1 也起到了特别重要的作用。HIF-1 可以激活促血管生成的细胞因子，例如血管内皮细胞生长因子和血小板源性生长因子，从而增加肿瘤血管的增殖和再生并且可以阻止放射线引起的内皮细胞死亡。有研究提示：在食管鳞癌标本中，免疫组化测定 HIF-1α 阳性的病例，较易发生肿瘤微转移。在胃癌的研究中发现：HIF-1α 的表达水平升高，较继发于 Barret 食管的食管癌更显著。

在食管癌的研究中，多次证实了 VEGF 存在高表达。VEGF 对包括食管癌在内的多种肿瘤有刺激肿瘤血管生成的作用，并与疾病预后相关。VEGF-A 可促使间质退化，诱导内皮细胞增殖和迁移并提高血管通透性。其还能阻止内皮细胞凋亡，保持脉管系统的稳定性。Takala 等对食管癌标本的检测发现：VEGF 表达水平与肿瘤局部进展相关，T3、T4 分期的肿瘤 VEGF 显示了较高的表达水平。Krzystek-Korpacka 等报道血浆 VEGF-C 水平与食管鳞癌淋巴结转移的发生率存在相关关系。但 VEGF 作为生长因子家族成员，其在肿瘤血管形成中所扮演的角色很复杂。尤其是其与食管癌的关系，就目前研究尚难定论。

（3）PI3K/Akt 通路、血管生成因子与食管鳞癌 MVD 及肿瘤侵袭性的相关关系

本实验中对人食管鳞癌标本的免疫组化染色，结果显示食管鳞癌组织中 PI3K 的表达情况与患者的性别、年龄、肿瘤分化程度无明显相关（$P > 0.05$），与肿瘤的浸润深度及淋巴结转移情况存在相关性（$P < 0.05$），说明 PI3K 在肿瘤的浸润和转移中发挥了重要作用。

同样的，食管鳞癌组织中 eNOS、HIF-1α 的表达情况与患者的性别、年龄、肿瘤分化程度无明显相关性（$P > 0.05$）。eNOS 的表达情况与肿瘤浸润深度无明显相关性（$P > 0.05$），但与淋巴结转移情况存在显著相关性（$P < 0.05$）。HIF-1α 的表达情况与肿瘤浸润深度（$P < 0.05$）和淋巴结转移情况均存在显著相

关性（$P < 0.05$）。VEGF 的表达情况与患者的年龄及肿瘤的分化程度无明显相关（$P > 0.05$），与患者的性别（$P < 0.05$）、肿瘤的浸润深度（$P < 0.05$）及淋巴结转移情况存在显著相关性（$P < 0.05$）。

检测组织中的 MVD，在一定程度上可以反映组织中的血管生成情况。免疫组化染色结果显示：食管鳞癌组织中 MVD（17.24+3.263）要显著高于切缘正常组织中 MVD（12.47+2.419）；经配对样本 t 检验，差异存在统计学意义（$P < 0.05$）。MVD 与患者性别、年龄及肿瘤分化程度无明显相关（$P > 0.05$），而与肿瘤浸润深度及淋巴结转移情况存在相关性（$P < 0.05$）。将 MVD 与各血管生成因子的表达做相关性分析，结果显示：MVD 与食管鳞癌组织中 PI3K 的表达存在显著相关性（$P < 0.05$）；与食管鳞癌组织中 eNOS、VEGF 的表达存在明显相关性（$P < 0.05$），但与食管鳞癌组织中 HIF-1α 的表达无明显相关（$P > 0.05$）。本实验结果提示血管生成过程在肿瘤的发生、发展过程中起了重要作用，并且 PI3K/Akt 信号通路及其下游血管生成相关因子可能参与了肿瘤血管生成的过程。

关于肿瘤血管生成与促血管生成的细胞因子之间的关系，文献中有一些报道。Dachs 等的研究发现：缺氧可调节一些与肿瘤血管生成相关的转录因子和生长因子，如 HIF-α、VEGF、NOS 等。Kimura 等也报道：在多种肿瘤中发现，HIF-1α 与 VEGF 的表达和 MVD 相关，其中包括食管癌。在多种侵袭性肿瘤中，HIF-

1α 存在过表达。Kleespies 等的研究发现：缺氧可导致 HIF-1α 蛋白水平迅速上，HIF-1α 的过表达可作为预测食管鳞癌放化疗抵抗的指标。其与 VEGF 蛋白的表达存在相关性。HIF-1α 表达水平较低的食管癌病例，预后较好。在各种实体瘤中，VEGF 对肿瘤血管生成都起着关键作用。VEGF 表达水平、肿瘤组织的 MVD 和淋巴血管生成因子等与食管癌的预后及放化疗反应存在一定相关性。

本研究的结果也部分印证了已有文献的结论：肿瘤组织血管形成及其相关因子，在一定程度上可作为预测肿瘤的侵袭性及肿瘤预后的指标。而肿瘤血管形成是一个复杂的过程，许多因子参与其中，且相互作用，构成交错的分子网络。现有研究均处于分散的状态，有待系统的研究分析将其阐明。

（4）各靶因子之间的相关关系

食管鳞癌组织中的 eNOS 和 HIF-1α 的表达均与 PI3K 的表达情况存在相关性（$P < 0.05$），说明 eNOS 和 HIF-1α 可能是通过 PI3K/Akt 信号通路参与了食管鳞癌的发生和转移等过程。

VEGF 与 PI3K 通路的相互关系尚不确定。文献报道中众说纷纭：一方面，作为生长因子家族成员，VEGF 可能是 PI3K 通路的激活机制；另一方面，PI3K 通路的激活也是 VEGF 活化的启动因素之一。在本实验结果中，VEGF 和 PI3K 通路表达具有相关性（$P < 0.05$），说明二者之间有相关关系，但无法证实其内在联系，有待更多的研究阐明其相互作用。

现有文献中不乏 VEGF 与 eNOS、HIF-1α 表达相关的报道。VEGF 的转录是由 HIF-1α 调控的。而这一转录是由 NO 介导的。NO 是在 NOS 的作用下，由精氨酸合成而来。根据 NO 的不同浓度，其对 VEGF 基因的调节作用是完全不同的。高浓度的 NO 可以抑制肿瘤生长，但低浓度的 NO 可以刺激肿瘤细胞生长增殖。NO 可以上调 VEGF 的表达，并调节肿瘤细胞 DNA 修复机制，从而促进肿瘤血管发生。研究证实：食管癌中 HIF-1α、VEGF、iNOS、eNOS 等存在相关关系，其中 HIF-1α 和 VEGF 的过表达相关，且后者与肿瘤的侵犯程度和淋巴结转移程度平行。其他血管生成因子之间的关系尚无法证实。Song 等在胃癌的研究中发现：VEGF 的表达和 iNOS 活化水平相关，且可作为预测 TNM 分期的指标。Takala 等首次报道了食管鳞癌中，VEGF 和 eNOS 的免疫活性呈现相关性；且与 iNOS 免疫活性相关。有研究显示：PI3K/Akt/VEGF/eNOS 是血管发生的信号通路之一。但在本实验研究的结果中显示：VEGF 和 eNOS 在食管鳞癌组织中的表达情况无明显相关（$P > 0.05$）。可能是 eNOS 通过其他途径参与了食管鳞癌的发生、发展过程。同时，由于样本量较少，实验本身的误差也可能造成这种差异，在以后的研究中还需要增加样本数量来验证这一结果。

本实验中，eNOS 与 HIF-1α 的表达水平呈现显著相关性（$P < 0.05$），提示二者在肿瘤血管形成机制中，存在密切的联系。HIF-1α 的激活，促进了肿瘤组织 eNOS 的表达和活化。缺氧状态

下，HIF-1α 可诱导血管形成并上调血管形成相关的基因表达，如 VEGF 和 iNOS 等。而 Coulet 等的实验证实：HIF-2 的活化可以刺激 eNOS 基因的表达。Brennan 等发现在口腔鳞癌中，HIF-1α 的表达水平决定于 NOS 的活化程度。Takala 等对食管癌临床标本的免疫组化研究发现：HIF-1α 和 iNOS 的表达呈显著相关关系。本研究的结果也提示食管鳞癌中 HIF-1α 和 eNOS 存在类似的联系。但无论文献还是本研究结果，均未能明确解释二者的因果关系。

（5）eNOS 表达与 PI3K/Akt 通路的关系

肿瘤血管形成是涉及多通路、多因子的复杂过程。VEGF 和 HIF-1α 与肿瘤血管形成的关系，已有较多文献报道。而 eNOS 的研究更多的集中于非肿瘤疾病，肿瘤组织 eNOS 的表达及其相关研究较少。尤其是 eNOS 表达与食管鳞癌的相关研究，尚属罕见。

本研究在肿瘤标本免疫组织化学证实其表达率升高的基础上，采用食管鳞癌细胞系进行蛋白免疫印迹检测其磷酸化活化表达，并采用 PI3K 抑制剂处理，探讨 eNOS 活化与 PI3K 通路的关系。Western-blot 实验结果显示：食管鳞癌细胞系中存在磷酸化 eNOS 的表达；当使用 PI3K 通路抑制剂——LY294002 时，其表达量下降；这一抑制现象与磷酸化 Akt 的活化抑制呈现显著相关。这一结果提示：食管鳞癌细胞系中存在 eNOS 的活化表达，且其活化机制与 PI3K 通路的激活有关。

参与肿瘤血管形成调节的分子信号通路有很多，其中 PI3K 通路的作用也得到证实。PI3K/Akt 信号通路的功能主要是通过激活其下游效应分子来实现的。细胞内的 Akt 是细胞信号传导网络的中枢物质之一，其在 PI3K 通路中扮演重要角色。PI3K 蛋白可以激活 Akt，后者通过调节下游一系列细胞因子的水平，对细胞生长、增殖、代谢、迁移及血管形成起到重要作用。不同原因造成的 Akt 水平异常，可以导致机体各种病理生理改变。

eNOS 是作为 Akt 的作用底物被发现的。PI3K/Akt 通路被激活后可以使 eNOS 的丝氨酸发生磷酸化，从而加速这种依赖 Ca^{2+} 的酶的活动。eNOS 被 Akt 激活后可以参与多种 Akt 通路的细胞活动，如细胞凋亡、细胞连接和细胞再生等。eNOS 催化产生的 NO 在血管生成和重塑中起重要作用。在非肿瘤疾病模型的研究中，已经发现 eNOS 的很多效应和 PI3K 通路的活化有关。Gao 等的心肌细胞缺血再灌注损伤实验显示：eNOS 在血管保护中扮演了重要角色，而这一作用是通过 PI3K/Akt 通路介导的。Paterniti 等在脊髓损伤小鼠模型的研究中发现：经过 LY294002 预处理的小鼠，在相同创伤后，表现出更严重的神经水肿和组织损伤。同时测定到 AKT 和 eNOS 磷酸化受抑制。结果提示：eNOS 是脊髓损伤的保护因子，其活化与 PI3K/AKT 通路激活有关。在糖尿病 SD 鼠模型中诱发心肌梗死，发现 eNOS 的活化有心肌保护作用，而这一作用也是由 PI3K/Akt 通路介导的。Guo 等对小鼠肝缺血再灌注损伤的研究发现：NO 对肝缺血再灌注损伤是一种保护因素，其作用依赖于 AKT/eNOS/NO 通路的活化。Koide 等对内皮细胞和内皮祖细胞在血管形成中所起的作用进行了研究。研究发现磷酸酶与张力蛋白同族体（phosphatase and tensin homolog，PTEN）和 PI3K 通路与血管生成密切相关。他们发现跨膜蛋白 ARIA，可通过凋亡抑制蛋白（inhibition apoptosis protein，IAP）的介导，调节内皮细胞的 PTEN/PI3K 通路活化，并控制先天和后天的血管发生。ARIA 在内皮祖细胞中高表达，通过 PI3K/AKT/eNOS 通路促进其血管生成作用。由此，作者构建了一条新的血管形成信号转导通路：ARIA/PTEN/PI3K/AKT/eNOS。

近年来，eNOS 在肿瘤组织的表达开始受到关注。但其与肿瘤形成和发展的关系尚缺乏机制研究。在口腔鳞癌的研究中发现：肿瘤组织的 eNOS 和 VEGF 表达上调，并可观察到与之平行的 MVD 增高，该现象预示疾病预后不良。食管癌的研究中也发现了 eNOS 的高表达，已如前述。但是在肿瘤研究中，罕见 eNOS 促血管形成作用的报道，更鲜少与 PI3K/Akt 通路相关性的研究。因此，本研究将其作为主要研究目的之一，希望有所发现。从本研究结果可见：在食管鳞癌形成和发展的过程中，eNOS 的活化和促血管形成作用，可能也是由 PI3K/Akt 信号通路介导的。

综上所述，本研究的结果提示：PI3K 信号转导通路及 eNOS 等一系列血管形成相关因子，在食管鳞癌的形成和发展过程中，产生了一定的促进作用。而 PI3K 通路可能介导了下游因子的激活，从而促进其血管形成作用。这一结果可能为食管鳞癌的治疗，提供了新的靶点。

（游 宾　李 辉）

精准食管外科：未来的亮点

33. 精准医学的概念

精准医疗（precision medicine）这个词并不是个新词，于2015年1月，因由美国总统奥巴马提出而风靡全球。精准医疗按照美国国立癌症研究所（National Cancer Institute，NCI）给出的定义，是指将个体疾病的遗传学信息（包括以基因组信息为基础，结合蛋白质组、代谢组等信息）用于指导诊断或治疗的医学，其是为患者量身设计出最佳治疗方案，以期达到治疗效果最大化、不良反应最小化的一门定制医疗模式，目前其主要对象是癌症患者。但我个人认为这个定义是不全面的，对于一种疾病来讲，精准医疗应该是个涵盖诊疗全过程的整体概念，这其中包括早期预防、诊断、治疗（包括外科手术）和随访监测等各个环节，而不是局限于某种疾病或某个环节。我们应该从更多层面、多种维度去理解和运用精准医疗的理念。本章谈及的精准外科是精准医学中的一个重要组成部分。

谈到精准外科，首先应该指出的是这个理念是由我国著名肝胆外科专家董家鸿教授提出的。他于 2006 年提出"精准肝切除"的概念，随后在 2008 年总结了已有的经验，并将其提升为"精准肝外科"。经过 10 年的研究与实践，他于 2015 年进一步将这一先进理念提炼为"精准外科"。随着对于精准外科的认识和理解的不断深入，除了最初的精准肝外科，其他专业如精准神经外科、精准脊柱外科、精准微创小儿外科等概念也不断被提出并付诸实践，取得了可喜的进展。然而精准胸部外科还远远落后于数字医学的发展，目前仍处于构想和探索阶段。

纵观人类社会发展的演变过程，从农业社会、工业社会进入到当今的信息数字化时代，医学也已由古代医术历经传统医学再到今天的数字医学，许多新的技术已经或正在被用于医学领域的研究和应用，形成了当代的数字医学技术。现代外科学也是随着现代科技进步发展而来的。传统外科学主要是靠外科医师的直觉和经验，当进入现代外科时代，外科实践的确定性随着科技的发展和进步不断增长。而在当前的数字外科时代，应用航空科学技术、导航技术、计算机辅助 3D 技术、远程通信以及人工智能机器人手术等高科技手段搭建了高端数字医学平台，成功为外科医师引入一个全球外科技术共享的理念，就是外科医师无论身处何方，都可参与世界上任何地方的手术。精准外科也是在这种技术支持下应运而生的，其主要是指相对于传统开放手术而言，对患者的疾病进行精确的诊断、精准的手术和精细的康复。

34. 精准外科的技术支持

精准外科是随着现代科技的进步而发展的，而精准外科的基础是建立在高端数字医学基础上的。外科手术学的数字化研究方向主要有医学可视化（medical visualization）、手术模拟（surgery simulation）、图像引导手术（image guided surgery）、计算机辅助手术（computer assisted surgery）和医学增强现实（medical augment reality）等。

（1）虚拟现实技术

虚拟现实（Virtual Reality，VR）是指通过三维图像生成技术、多传感交互技术以及高分辨显示等技术，生成逼真的虚拟环境。利用 VR 技术可以将由 CT 或 MRI 生成的二维图像与体视图像组合起来，实现外科手术仿真系统，其使得外科医师在进行复杂手术之前，可以对实际的外科手术做出相应的术前规划和准备。此外，使用 VR 技术还可以进行人体解剖仿真，医学生们可以不必局限于书本和尸体，在虚拟的患者身上实现解剖课的学习。

但是，虚拟现实技术的最大缺陷就是与真实场景的空间认知存在差距，可能产生对真实情况的认知偏差。

（2）增强现实技术

增强现实（Augmented Reality，AR）是在虚拟现实的基础上发展起来的新技术。其特点是将计算机生成的虚拟模型融合到真实场景中，即将虚拟物体、场景或系统提示信息叠加（overlay）到真实场景中，从而增强用户对真实场景的感觉和认识，使用户从虚拟模型中获得额外的信息。简单地说，就是医学增强现实技术利用虚拟现实技术将多模态影像通过三维重建得到的虚拟模型融合到患者相应的器官位置，使外科医师在手术中的视觉系统得到增强，获得肉眼无法看到的器官内部结果信息和手术视野内器官的空间信息，强化了手术的真实感和精确性，从而进行手术计划制订、手术演练、手术教学、手术技能训练和术中引导手术等医学治疗过程，在制订术前方案和医学培训中有巨大的应用价值。

（3）图像采集技术

在医疗领域，无论是虚拟现实还是增强现实，都离不开图像采集技术。先进的图像获取技术是临床外科应用的先决条件。只有最大限度地获取了患者的影像资料，才能在现代数字技术的支持下形成虚拟与现实的结合。

目前应用于精准外科手术的图像采集技术包括 CT、MRI、4D 超声以及多轴血管造影系统等多模态方式。在这里需要提及的是多轴血管造影系统，其是一套最新的数字血管造影设备，体现了现代机器人技术在医学工程领域的应用。具备大容量、大视野平板 CT 重建、三维路径图引导、三维穿刺立体定位等最先进的临床功能。其特点是灵活、零死角、全身真正无缝覆盖，是精准外科不可或缺的技术支持手段。

对于胸外科手术来讲，特别是肺部手术，多模态影像技术可以提供肺的支气管、动脉及静脉影像，经过数字处理的三维图像，再通过增强显示技术，在术中与患者真实的术野进行叠加，为外科医师的精细操作提供强有力的支持。

35. 精准外科在胸外科手术中的应用前景

传统的经验外科实践中，由于外科医师个人认知的有限性、技术的局限性以及经验的主观性，当面对复杂的病情时，常使整个外科实践过程存在高度不确定性，从而造成临床决策的偏颇和外科干预的失控。采用精准外科的技术将会对胸外科手术产生重大的影响。术者可以在术前通过 CT、MRI、4D 超声和多轴血管造影系统获取影像资料并经过数字化处理；在手术操作过程中，术者从显示屏上看到的不单单是患者术野的场景，而是术前数字化处理图像与患者真实场景的叠加，结合三维可视化技术、图像融合导航技术和机器人技术，能够在术前针对患者的情况进行科学规划，选择安全的手术路径、术中实现肿瘤精确定位和穿刺，术后即刻进行三维多模态影像评估，从而实现肿瘤精准切除治疗，最大限度地避免损伤、提高手术质量和降低手术风险的目的。

对于较大的食管肿瘤，特别是一些与邻近支气管、肺动脉等血管关系密切的恶性肿瘤，通过术前多模态影像资料和叠加技术，可以精确显示病变范围、确定肺血管和支气管精确解剖学关系、评估肺功能储备，对选择合理的治疗方法、把握适当的肺切除范围、降低术后并发症的发生具有重要意义。

36. 我国微创食管外科的现状

微创食管外科仅仅是精准食管外科中的一小部分，也是目前我们在食管外科领域能够体现精准外科模式的一个缩影。

食管癌外科手术是比较复杂的术式，手术牵涉的范围广、脏器多，无论是采用何种方式进行食管癌切除术，其主要步骤包括游离食管并切除、游离胃、胃食管重建、清扫各组淋巴结（纵隔、腹腔、颈部）。因此，微创食管外科的多种手术方式就应运而生，例如采用胸腔（或腹腔）镜联合＋胸腔内吻合的全腔镜食管癌切除术，以及胸腔（或腹腔）镜联合＋颈部吻合、腹腔镜＋开胸、胸腔镜＋开腹、胸腔镜辅助小切口、手辅助 VATS 食管癌切除术、纵隔镜辅助游离食管＋腹腔镜＋颈部吻合等不同的手术方式和方法，它们各有特点，也各有利弊。

已有的循证医学证据表明，微创技术食管癌根治性切除术在技术上是可行的、安全的。如果严格掌握手术适应证，熟练掌握镜下操作技术，尽快度过学习曲线，完全可以达到，甚至优于开胸治疗食管癌的术后效果。相信随着手术器械的进步、影像系统的升级以及外科医师手术技巧的提高，微创食管外科必将成为治疗食管恶性肿瘤的常用技术方法，在食管外科领域占有重要地位，其前景是光明的。

与传统的开胸手术相比，腔镜技术有很多无法替代的优势，这点已经在胸腔镜肺叶切除和腹腔镜胃结肠手术得到了充分的验证。其一手术安全性得到很大提高，有研究比较了传统开放手术与腔镜下食管癌手术的效果，发现术后并发症（61.6% *vs.* 38.2%）和病死率（11% *vs.* 6.4%）均明显下降。其二，腔镜术后住院时间明显缩短。另一项荟萃分析也显示，腔镜下食管癌手术失血更少，住院时间更短，术后吻合口瘘发生率更低。首都医科大学附属北京朝阳医院自 2011 年以来在国内率先开展了全腔镜食管癌根治术，取得满意的效果，我们自己的经验表明，微创食管外科技术的优势主要体现在：①手术创伤小、出血少。②患者术后恢复快。③术后并发症较少，特别是肺部并发症明显降低。④住院时间明显缩短。

由于腔镜下良好的深部照明及高倍放大效应使术野高度清晰，显露充分，因此对于胸腔纵隔淋巴结和腹腔淋巴结的清扫而言更安全可靠、简单快捷，这点与传统开胸或开腹的显露差、术野深的手术感受完全不同，并且胸腔（或腹腔）镜下淋巴结的清除率和清扫范围比开放手术更优。

目前，有关微创食管癌外科远期生存结果尚无高级别的循证医学证据支持，也有一些散在的远期生存报道。Lin 等报道 10 例 T1 期食管鳞癌患者接受微创手术后，平均随访 37.2 月（9 ～ 62 个月）无肿瘤复发病例。陆江等报道 11 例行单纯 VATS 食管癌切除术后平均随访 8 个月均健在，无肿瘤复发和转移。叶中瑞等报道微创食管癌术后的 1 年、3 年和 5 年生存率分别为 85.0%、

51.7% 和 40.0%。但这些还无法证实微创食管癌外科的远期生存效果，仍需进一步的多中心大样本研究来证实。

37. 我国目前存在的问题

当我们认真总结分析了微创食管外科的光明前景后，反观国内微创食管外科的发展现状，总体来讲发展还处于不平衡阶段，在开展较好的单位已经成为一种常规的术式，但绝大多数医院仍未开展这项手术。在微创理念深入人心、胸腔镜肺叶切除遍地开花的时代，问题的根源在什么地方，微创食管外科路在何方？我冒昧地提出我本人对微创食管外科的一些思考，供同仁参考和批评。

（1）呼吁胸外科医师积极主动地推动微创食管外科的发展

目前，我国微创食管外科仍处于成长期，其普及程度远没有达到应有的水平。我们在 2016 年末的一次全国胸外科医师的问卷调查中发现，微创食管外科的普及率远没有肺外科广泛。

胸腔镜外科历经 10 余年的发展，在技术上已经成熟，并获得了高级别临床循证医学证据支持；外科医师无论微创意识、微创理念还是微创技术都大大提高，不再有人怀疑胸腔镜的可行性和安全性，也不应再质疑胸腔镜外科治疗恶性肿瘤的可靠性和根治性。但目前，我国的现状似乎走到了两个极端。一方面，VATS 肺叶切除以燎原之势如火如荼地开展，一个高潮接着一个高潮，从单纯肺叶切除发展到解剖性肺段切除和支气管成形术，甚至可进行双袖式切除。但另一方面，微创食管外科至今未走出低迷状态，长时间处于萌芽期和成长阶段，正是"星星之火尚未燎原"。为什么会出现这种矛盾和冲突呢？

我个人认为，其根本原因已不再是理念问题，而问题出在我们胸外科医师自身。有人曾说过，发展和创新的最大敌人往往是我们自己。当我们不想前进或恐惧失败的时候，就会找借口停下来，然后让自己待在所谓的"安全地带"，不愿再冒风险，而是享受已有的成功果实。我们很多胸外科学科带头人有着非常扎实的开胸手术基础和丰富的临床实践经验，同时在过去的数年又熟练掌握了胸腔镜肺叶切除的技术，但由于各种原因，没有积极主动地推动微创食管外科的发展，也没有亲身参与到微创食管外科的实践活动中。以胸腔镜为代表的胸部微创外科技术在肺癌治疗中的发展历程实际上就是一个典型的范例，历经萌芽期、成长期、稳定器和成熟期四个阶段，先后遭遇了怀疑、质疑、观望、接受、认可等考验，才成就了当今的 VATS 肺叶切除在肺癌治疗中不可撼动的核心地位。因此，我们呼吁胸外科学科带头人要重视微创食管外科的发展动向，有意选拔、培养和扶持高年资、腔镜技术较熟练的中青年医师从事微创食管外科工作，这样才能推动这一先进技术的稳步发展。

（2）克服心理因素，尽快度过学习曲线

心理恐惧症也是影响微创食管外科在我国顺利开展的主要障碍之一。微创食管外科恐惧症：由于食管外科手术的术后并发症发生率明显高于肺叶切除，因此不愿意承担新手术带来的风险，特别是学习曲线期间存在的高风险。

开展早期，特别是学习曲线期间，可能会存在各种各样的问题，我想这些问题都能随着学习曲线的完结，随着外科医师的手术经验和手术技巧的累积和提高而得到充分的解决。我们不能因噎废食，在新事物出现的早期吹毛求疵，追求完美。陈海泉等的临床研究表明，胸腹腔镜手术的时间会随着手术例数的增加而明显缩短。其他研究也显示，度过了最初的学习曲线，手术时间可以稳定在一个可接受的水平。开胸术式确实是经典和成熟的术式，但我们切不可用这样一个标准来衡量和要求一个处于萌芽状态的新事物。当然，我们也希望准备开展或已经开展这项手术的同行，能够加强交流，相互学习，相互借鉴，力争从开始就尽量做得规范，缩短学习曲线，减少学习曲线期间可能出现的并发症。

（3）在规范的基础上增加手术例数，积累宝贵的临床经验

我们提出既要讲规范，但又不能因为过分强调规范而阻碍了微创食管外科的发展。

目前，我国微创食管外科尚未进入成熟发展期，因此只有手术数量的增多才能使这一技术得以普及，才能使手术技术得以提高和发展，才能培养出更多地能够从事微创食管外科的医师，才能使更多地患者从中获益。以往我们在开展一项新技术时，往往重数量轻质量，重实践轻培训，重创新轻规范。在微创食管外科

发展的道路上，我们应该避免重蹈覆辙。对于准备开展这项技术的医师，应该了解到这个术式的技术性要求较高，需要主刀医师在开放和微创食管外科上有较丰富的经验，这样才能缩短学习曲线。同时应严格掌握手术适应证，特别是刚刚开展这项技术时更要注意。此外，非常重要的是要注意防范和控制手术风险，充分借鉴我们在 VATS 肺叶切除中已经积累的经验和教训，努力减少并发症发生率。

（4）加强人才培训和培养，努力推广与普及微创食管外科

由于我国整体经济水平以及区域性微创技术的发展不平衡，造成了微创食管外科远未被推广和普及，同时也缺乏规范化和标准化的建设和指引，更重要的是缺乏对高素质的微创食管外科人才培训和培养。可见，沿着正确的轨道推广与普及微创食管外科、加强规范化建设和人才培养，既充满机遇又任重道远。

总而言之，微创外科时代的食管外科，虽然路途是崎岖的，但前景还是广阔的。希望在我们大家的共同努力下，微创食管外科这颗小苗能够在中国的土地上生根发芽，开花结果。

目前，由于各种条件的限制，精准外科在我国还没有被广泛的开展。但我们有理由相信，精准外科必将引发以现代科学技术的整合应用和集成创新为特征的外科技术革命，胸部微创外科技术将随着精准外科技术的应用逐步走向完美。

我相信随着手术器械的进步、影像系统的升级（如 3D 技术）、手术技巧的提高，微创食管外科必将成为治疗食管疾病的

常用技术方法，在食管外科领域占有重要地位。前途光明，道路曲折，希望我们大家重塑信心，共同努力，迎接精准食管外科的春天。

（李　辉）

食管癌外科：我们面临的难点

食管是胃肠道的上游器官，从人体消化过程来讲称得上是胃肠之首，其重要作用不言而喻。而食管癌又是全球常见的恶性肿瘤之一，其发病率和病死率分别居全部恶性肿瘤的第八位和第六位，我国是全球食管癌发病率和病死率最高的国家之一。根据中国肿瘤登记中心最新公布的 2013 年年报，食管癌在我国城市地区的发病率和病死率均排在全部恶性肿瘤的第六位，而在农村地区发病率排在第三位，病死率男性排在第四位而女性排在第六位。因此，食管癌的治疗是我国相关学科包括外科、消化内科、放疗科等面临的重大挑战。

中国作为食管癌发病高发地区，患者众多，相关医师工作量巨大。追溯历史，西方国家的食管癌切除重建完成在 1938 年，而我国吴英恺教授 1940 年在中国最先开展了食管癌切除胸内食管胃吻合术。在过去的几十年里，几代胸外科人为此也付出了大量的心血和汗水、贡献了青春和智慧。无论是太行山脉的边远山区还是繁华都市；无论是乡镇卫生院还是大型三甲医院；无论是无影灯下还是实验室里；无不留下他们的足迹和身影。在这些胸外科人的不懈追求和艰辛努力下，我国的食管外科取得了丰硕的成果。但是在当今这个新的时期，由于很多因素的影响，我们仍然面临着许多困难和挑战。

38. 面临的困难

（1）大小环境双重制约，后备人才断档不足

食管手术有着术式复杂、术后并发症多、风险大以及住院时间长的特点，而现如今由于医疗大环境（不和谐的医患关系）和医院小环境（对于医疗指标的不恰当苛求）的影响，造成不少医院和一些胸外科医师为了增加周转、降低平均住院日，更重要的是降低手术风险、减少医疗纠纷，因而不愿意收治食管疾病的患者，这在很大程度上阻碍了食管外科的发展。一方面不少食管疾病患者没有得到及时正确的救治；另一方面，对于食管外科人才的培养也非常不利，造成人才断档。

（2）治疗水准参差不齐，手术方法缺乏规范

由于我国幅员辽阔、经济条件差异很大，以及各地区医疗条件、设备、技术水平以及治疗理念上存在差异，因此在不同地区、不同医院甚至同一医院的不同医师对食管癌的治疗差异较大，主要表现在：分期不准确、治疗不规范、淋巴结清扫不彻底、局部晚期患者缺乏术前和术后辅助治疗、个人经验主导

治疗。

（3）科研水平明显滞后，高级证据严重匮乏

中国作为食管癌高发地区，理应在国际食管外科领域占有重要的地位，掌握一定的话语权。但是目前还远远不够。我国食管癌组织学类型以鳞癌为主，而欧美国家则以腺癌为主，两者有着不同的发病机制和生物学特性，因此不能完全照搬国外的临床指南及研究成果。中国和西方的食管癌治疗上是有一些差别的。对我们国家的新辅助治疗而言，术前同步放化疗效果会好一些。但是，术前同步放化疗需要医师对设备技术的掌握，技术的推广和普及是一个漫长的过程。实际上，不仅仅是食管癌，对每一种肿瘤来说不同人群都有差异，这就说所谓的现代遗传背景，像肺癌包括靶向治疗，东方和西方也是不一样的。食管癌无论从病因学上还是整个生物学行为上，东方和西方还是有差别的。然而，我国以食管鳞癌为主的多中心前瞻性随机临床试验开展较少，鲜有较高级别的循证医学证据，制订以食管鳞癌为基础的规范化诊治标准的路还很长。

（4）腔镜技术尚待推广，微创食管任重道远

对于传统开胸手术，微创食管癌治疗上的优势得到一些学者的认可，然而我们应该清醒地认识到，目前我国微创食管外科的普及程度远没有达到应有的水平。与胸腔镜肺叶切除相比，微创食管手术仍未形成燎原之势，尚有不少医院没有开展此类手术，其相关科学性仍需大规模临床研究进一步明确。

39. 如何应对挑战

（1）重视食管外科后备人才的建设

我们呼吁胸外科学科带头人要重视食管外科的发展动向，有意选拔、培养和扶持高年资、技术较熟练的中青年医师从事食管外科工作，这样才能推动这一学科可持续稳步发展。

实际上，近年来，我国涌现出一批热爱食管外科、钟情食管外科的中青年专家学者。中山大学肿瘤医院傅建华教授团队潜心研究，历经 9 年多中心合作，在国际上首次提出了对于 IIB-III 期食管鳞癌术前放化疗可明显延长患者总生存率。上海胸科医院方文涛教授及四川大学华西医院陈龙奇参与了国际食管外科指南和国际食管癌 TNM 分期的制定。还有上海复旦大学肿瘤医院陈海泉教授、上海中山医院王群教授和谭黎杰教授、河南省肿瘤医院李印教授等一批年富力强的胸外科医师在食管的基础研究或临床实践上做出了重要的贡献，得到国际同行的认可，为中国赢得了荣誉，这些都证明了中国食管外科的声音逐渐在国际上强大。

（2）加强临床及基础研究工作

我国食管癌患者数量占世界一半以上，外科技术相对成熟，平均术后并发症的发生率也低于世界水平，因此我们拥有最大的研究资源，应积极开展大型多中心前瞻性随机临床试验，进而取得相应的研究成果，为制订符合我国食管癌特色的规范化诊治标准打好基础。特别是应该开展一些大规模的多中心临床研究，以获得我们自己的资料，从而更好地指导临床治疗实践。对于欧美的研究结果我们可以借鉴，但不能生搬硬套在中国患者身上。

我们需要的是克服浮躁情绪，不可急功近利，要耐得住一时的寂寞，安下心来，用数年时间去做一件事情，把一件事情做精做好。唯有此，才能拿出像样的、有说服力的作品。

（3）推广多学科（MDT）诊治模式

食管癌解剖和生物学的特殊性决定了其诊治的复杂性，涉及到胸外科、肿瘤内科、放疗科、影像科、病理科等相关专业人员的协同合作。虽然各个专业医师对本领域的理论及技能较为熟悉，但客观上不可能全面掌握食管癌的诊治知识，也不可能独立完成这一复杂疾病的治疗工作。因此，MDT 在食管癌的诊治过程中将发挥巨大作用，可以有效提高食管癌患者的诊治质量，最大程度地避免治疗不足和过度，进而改善患者的生活质量和延长生存时间。目前国内食管癌 MDT 诊治模式仅限于拥有雄厚科研及教学实力的大型医学中心，而相当数量的医院食管癌治疗仍处于"单兵作战"状态。因此我提倡开展多学科合作与讨论，通过 MDT 制订食管癌患者个体化治疗方案，打破内科、外科等专业壁垒。在 MDT 诊治过程中学科间可以互补，医师可以不断更新专业知识，进而实现自我继续教育，这对于我国肿瘤学事业的发展具有非常重要的意义。

（4）加强新辅助治疗和辅助治疗

新辅助治疗能使多数局部晚期或不可切除食管癌患者达到缩小肿瘤体积、降低肿瘤分期的目的，进而扩大了手术适应证，提高了远期生存率。由于不同病理类型的食管癌生物学行为和基因表达差异较大，患者对术前新辅助治疗反应不同，因此新辅助治疗模式、化疗药物、放射剂量、时间间隔的确定，综合治疗并发症和死亡风险的评估等问题，有待深入细致的临床研究进一步探讨。因此，需要加强多中心研究，积极开展有关术后化疗药物及方案、放疗靶区、放疗剂量、治疗模式优化（单独、序贯还是同步放化疗）、辅助治疗对生活质量的影响等前瞻性随机临床试验，在此基础上，探索适合我国食管癌患者的术后治疗模式。伴随分子生物学的快速发展，如何筛选辅助治疗的可能获益人群并指导个体化治疗，已经成为食管癌综合治疗的研究热点。

（5）加强基础研究，提高精准治疗水平

分子分型在食管癌治疗中的指导意义逐步增强，靶向治疗和免疫治疗有望改善食管癌的治疗效果。

人类基因组计划的完成和蛋白质组、转录组、代谢组等分子生物学数据的产出是精准医学的基础，以二代测序技术为代表的先进检测技术和大数据分析方法的改进是精准医学发展的动力。在以外科精准切除为中心的综合治疗基础上，靶向治疗和免疫治疗也为食管癌患者的治疗带来生机。食管癌的分子分型和相关基础研究将会给食管癌的靶向治疗带来机遇。目前，食管癌已经进行了多个靶点的Ⅰ～Ⅱ期临床试验，并取得了较好的疗效。所包含的药物有针对表皮生长因子受体（EGFR）、VEGF和HER-2的单克隆抗体等。食管鳞癌EGFR的表达率可达50%～70%，针对EGFR的单克隆抗体——西妥昔单抗可增强化疗药物对食管鳞癌的治疗效果。抗HER-2抗体——曲妥珠单抗联合放化疗安全有效，部分食管鳞癌患者可达到完全缓解。食管癌免疫治疗的研究也在逐步开展，目前主要研究对象为食管、食管胃交界部和胃腺癌患者，Nivolumab和Pembrolizumab等药物初显疗效。虽然食管癌的免疫治疗尚处于早期研发阶段，但食管癌关键位点阻滞剂的应用前景值得期待。

（6）提高微创食管手术水平

微创食管外科手术难度较高、地区及医师技术水平和经验差异较大，决定了MIE的普及和多中心前瞻性临床研究仍然存在挑战。

由于我国整体经济水平以及区域性微创技术的发展不平衡，造成了微创食管外科远未推广和普及，同时也缺乏规范化和标准化的建设和指引，更重要的是缺乏高素质的微创食管外科人才培训和培养。可见，沿着正确的轨道推广与普及微创食管外科、加强规范化建设和人才培养，既充满机遇，但却任重道远。

综上所述，由于外科治疗目前仍然是食管癌治疗的最佳手段，因此胸外科医师肩上的责任很重。尽管我国食管癌诊治工作形势依然严峻，但我们有理由相信，经过广大临床和科研工作者的不懈努力，我国食管癌的基础和临床研究必将打开新的局面，其诊治水平和疗效也将会进一步提高。

（李　辉）

参考文献

1.Japan Esophageal Society.Japanese classification of esophageal cancer, tenth edition: part I .Esophagus, 2009, 6: 1–25.

2.Japan Esophageal Society.Japanese classification of esophageal cancer, Tenth edition: part II and III.Esophagus, 2009, 6: 71–94.

3.Edge SB, Byrd DR, Compton CC, et al.AJCC cancer staging manual.7th ed.New York:Springer, 2009.

4.Sobin LH, Gospodarowicz MK, Wittekind C.TNM classification of malignant tumours.7th ed.Oxford: Wiley-Blackwell, 2009.

5.Miyata H, Yoshioka A, Yamasaki M, et al.Tumor budding in tumor invasive front predicts prognosis and survival of patients with esophageal squamous cell carcinomas receiving neoadjuvant chemotherapy.Cancer, 2009, 115 (14): 3324–3334.

6.Sung CO, Park CK, Kim SH.Classification of epithelial-mesenchymal transition phenotypes in esophageal squamous cell carcinoma is strongly associated with patient prognosis.Mod Pathol，2011，24（8）：1060–1068.

7.American Joint Committee on Cancer.AJCC Cancer Staging Manual.7th ed.New York：Springer-Verlag，2010.

8.Kim TJ，Kim HY，Lee KW，et al.Multimodality assessment of esophageal cancer：preoperative staging and monitoring of response to therapy.Radiographics，2009，29（2）：403–421.

9.Rice TW. Clinical staging of esophageal carcinoma.CT，EUS，and PET.Chest Surg Clin N Am，2000，10（3）：471–485.

10.Takenaka R，Kawahara Y，Okada H，et al.Narrow-band imaging provides reliable screening for esophageal malignancy in patients with head and neck cancers.Am J Gastroenterol，2009，104（12）：2942–2948.

11.Takizawa K，Matsuda T，Kozu T，et al.Lymph node staging in esophageal squamous cell carcinoma：a comparative study of endoscopic ultrasonography versus computed tomography.J Gastroenterol Hepatol，2009，24（10）：1687–1691.

12.Kumagai Y，Kawada K，Yamazaki S，et al.Endocytoscopic observation of esophageal squamous cell carcinoma.Dig Endosc，2010，22（1）：10–16.

13.International Union Against Cancer.TNM classification of malignant tumours.7th-ed.New York：Wiley-Blackwell，2009.

14.Birkmeyer JD，Stukel TA，Siewers AE，et al.Surgeon volume and operative mortality in the United States.N Engl J Med，2003，349（22）：2117–2127.

15.Shimizu Y，Tsukagoshi H，Fujita M，et al.Long-term outcome after endoscopic mucosal resection in patients with esophageal squamous cell carcinoma invading the

中国医学临床百家

muscularis mucosae or deeper.Gastrointest Endosc, 2002, 56 (3): 387–390.

16.Ando N, Ozawa S, Kitagawa Y, et al.Improvement in the results of surgical treatment of advanced squamous esophageal carcinoma during 15 consecutive years.Ann Surg, 2000, 232 (2): 225–232.

17.Luketich JD, Alvelo-Rivera M, Buenaventura PO, et al.Minimally invasive esophagectomy: outcomes in 222 patients.Ann Surg, 2003, 238 (4): 486–494, discussion 494–495.

18.Osugi H, Takemura M, Higashino M, et al.A comparison of video-assisted thoracoscopic oesophagectomy and radical lymph node dissection for squamous cell cancer of the oesophagus with open operation.Br J Surg, 2003, 90 (1): 108–113.

19.Palanivelu C, Prakash A, Senthilkumar R, et al.Minimally invasive esophagectomy: thoracoscopic mobilization of the esophagus and mediastinal lymphadenectomy in prone position–experience of 130 patients.J Am Coll Surg, 2006, 203 (1): 7–16.

20.Nakamura T, Hayashi K, Ota M, et al.Salvage esophagectomy after definitive chemotherapy and radiotherapy for advanced esophageal cancer.Am J Surg, 2004, 188 (3): 261–266.

21.Malthaner RA, Wong RK, Rumble RB, et al. Neoadjuvant or adjuvant therapy for resectable esophageal cancer: a systematic review and metaanalysis.BMC Med, 2004, 2: 35.

22.Ando N, Iizuka T, Ide H, et al.Surgery plus chemotherapy compared with surgery alone for localized squamous cell carcinoma of the thoracic esophagus: a Japan

Clinical Oncology Group Study-JCOG9204.J Clin Oncol, 2003, 21（24）：4592-4596.

23.Gebski V, Burmeister B, Smithers BM, et al.Survival benefits from neoadjuvant chemoradiotherapy or chemotherapy in oesophageal carcinoma：a meta-analysis.Lancet Oncol, 2007, 8（3）：226-234.

24.Bedenne L, Michel P, Bouche O, et al.Chemoradiation followed by surgery compared with chemoradiation alone in squamous cancer of the esophagus：FFCD 9102. J Clin Oncol, 2007, 25（10）：1160-1168.

25.Jamal A, Bray F, Center MM, et al.Global cancer statistics.CA Cancer J Clin, 2011, 61（2）：69-90.

26.Lerut T, Nafteux P, Moons J, et al.Three-field lymphadenectomy for carcinoma of the esophagus and gastroesophageal junction in 174 R0 resections：impact on staging, disease-free survival, and outcome：a plea for adaptation of TNM classification in upper-half esophageal carcinoma.Ann Surg, 2004, 240（6）：962-972.

27.Fujita H, Ozawa S, Kuwano H, et al.Esophagectomy for cancer：clinical concerns support centralizing operations within the larger hospitals.Dis Esophagus, 2010, 32（2）：145-152.

28.Atkins BZ, Shah AS, Hutcheson KA, et al.Reducing hospital morbidity and mortality following esophagectomy.Ann Thorac Surg, 2004, 78（4）：1170-1176.

29.Ferri LE, Law S, Wong KH, et al.The influence of technical complications on postoperative outcome and survival after esophagectomy.Ann Surg Oncol, 2006, 13（4）：

557–564.

30.Biere SS, van Berg Henegouwen MI, Maas KW, et al.Minimally invasive versus open oesophagectomy for patients with oesophageal cancer：a multicenter, open-label, randomized controlled trial.Lancet, 2012, 379 (9829)：1887–1892.

31.Murthy SC, Law S, Whooley BP, et al.Atrial fibrillation after esophagectomy is a marker for postoperative morbidity and mortality.J Thorac Cardiovas Surg, 2003, 126 (4)：1162–1167.

32.Bailey SH, Bull DA, Harpole DH, et al.Outcomes after esophagectomy：a ten-year prospective cohort.Ann Thorac Surg, 2003, 75 (1)：217–222.

33.Raymond D.Complication of esophagectomy.Surg Clin North Am, 2012, 92 (5)：1299–1313.

34.Kitajima M, Kitagawa Y.Surgical treatment of esophageal cancer-the advent of the era of individualization.N Engl J Med, 2002, 347 (21)：1705–1709.

35.Nguyen NT, Follette DM, Lemoine PH, et al. Minimally invasive Ivor-Lewis esophagectomy.Ann Thorac Surg, 2001, 72：593–596.

36.Osugi H, Takemura M, Higashino M, et al.A comparison of video-assisted thoracoscopic oesophagectomy and radical lymph node dissection for squamous cell cancer of the oesophagus with open operation.Br J Sur, 2003, 90 (1)：108–113.

37.Nguyen TN, Hinojosa MW, Smith BR, et al.Minimally invasive esophagectomy.Lessons learned from 104 operations.Ann Surg, 2008, 248 (6)：1081–1091.

38.Kernstein KH, DeArmond DT, Karimi M, et al.The robotic, 2-stage, 3-field esophagolymphadenectomy.J Thorac Cardiovasc Surg, 2004, 127 (6): 1847–1849.

39.Nagpal K, Ahmed K, Vats A, et al.Is minimally invasive surgery beneficial in the management of esophageal cancer?A meta-analysis.Surg Endosc, 2010, 24 (7): 1621–1629.

40.Luketich JD, Alvelo-Rivera M, Buenaventura PO, et al.Minimally invasive esophagectomy Outcomes in 222 patients.Ann Surg, 2003, 238 (4): 486–494.

41Ando N, Kato H, Shinoda M, et al.A randomized trial of postoperative adjuvant chemotherapy with cisplatin and 5-fluorouracil versus neoadjuvant chemotherapy for localized squamous cell carcinoma of the thoracic esophagus (JCOG 9907) .Ann Surg Oncol, 2012, 19 (1): 68–74.

42.Allum WH, Stenning SP, Bancewicz J, et al.Long-term results of a randomized trial of surgery with or without preoperative chemotherapy in esophageal cancer.J Clin Oncol, 2009, 27 (30): 5062–5067.

43.Merkow RP, Bilimoria KY, McCarter MD, et al.Use of multimodality neoadjuvant therapy for esophageal cancer in the United States: assessment of 987 hospitals.Ann Surg Oncol, 2012, 19 (2): 357–364.

44.Bedenne L, Vincent J, Jouve JL.Is surgery always necessary in esophageal cancer? Esophagus, 2011, 8 (1): 3–7.

45.Sjoquist KM, Burmeister BH, Smithers BM, et al.Survival after neoadjuvant chemotherapy or chemoradiotherapy for resectable oesophageal carcinoma: an updated metaanalysis.Lancet Oncol, 2011, 12 (7): 681–692.

46.Ishihara R, Iishi H, Takeuchi Y, et al.Local recurrence of large squamous-cell carcinoma of the esophagus after endoscopic resection.Gastrointest Endosc,2008,67(6):799–804.

47.Teoh AY, Chiu PW, Yu Ngo DK, et al.Outcomes of endoscopic submucosal dissection versus endoscopic mucosal resection in management of superficial squamous esophageal neoplasms outside Japan.J Clin Gastroenterol, 2010, 44: e190–e194.

48.Griffin SM, Burt AD, Jennings NA.Lymph node metastasis in early esophageal adenocarcinoma.Ann Surg, 2011, 254 (5): 731–736.

出版者后记
Postscript

　　1年时间，365个日夜，300位权威专家对每本书每个细节的精雕细琢，终于，我们怀着忐忑的心情迎来了《中国医学临床百家》丛书的出版。我们科学技术文献出版社自1973年成立即开始出版医学图书，40余年来，医学图书的内容和出版形式都发生了很大变化，这些无一不与医学的发展和进步相关。

　　近几年，中国的临床医学有了很大的发展，在国际医学领域也开始崭露头角。以北京天坛医院牵头的CHANCE研究成果改写美国脑血管病二级预防指南为标志，中国一批临床专家的科研成果正在走向世界。但是，这些权威临床专家的科研成果多数首先发表在国外期刊上，之后才在国内期刊、会议中展现。如果出版专著，又为多人合著，专家个人的观点和成果精华被稀释。

　　为改变这种零落的展现方式，作为科技部所属的唯一一家出版机构，我们有责任为中国的临床医生提供一个系统展示临床研究成果的舞台。为此，我们策划出版了这套高端医学专著——《中国医学临床百家》丛书。"百家"既指临床各学科的权威专家，也取百家争鸣之义。

中国医学临床百家

丛书中每一本书阐述一种疾病的最新研究成果及专家观点，按年度持续出版，强调医学知识的权威性和时效性，以期细致、连续、全面展示我国临床医学的发展历程。与其他医学专著相比，本丛书具有出版周期短、持续性强、主题突出、内容精练、阅读体验佳等特点。在图书出版的同时，同步通过万方数据库等互联网平台进入全国的医院，让各级临床医师和医学科研人员通过数据库检索到专家观点，并能迅速在临床实践中得以应用。

在与专家们沟通过程中，他们对丛书出版的高度认可给了我们坚定的信心。北京协和医院邱贵兴院士表示"这个项目是出版界的创新……项目持续开展下去，对促进中国临床学科的发展能起到很大作用"。北京大学第一医院霍勇教授认为"百家丛书很有意义"。复旦大学附属华山医院毛颖教授说"中国医学临床百家给了我们一个深度阐释和抒发观点的平台，我愿意将我的学术观点通过这个平台展示出来"。我们感谢这么多临床专家积极参与本丛书的写作，他们在深夜里的奋笔，感动着我们，鼓舞着我们，这是对本丛书的巨大支持，也是对我们出版工作的肯定，我们由衷地感谢！

在传统媒体与新兴媒体相融合的今天，打造好这套在互联网时代出版与传播的高端医学专著，为临床科研成果的快速转化服务，为中国临床医学的创新及临床医师诊疗水平的提升服务，我们一直在努力！

科学技术文献出版社

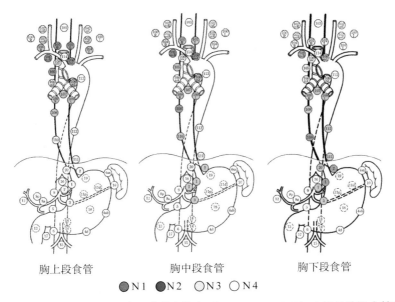

胸上段食管　　　　　　　胸中段食管　　　　　　　胸下段食管

●N1　●N2　○N3　○N4

彩插1　第9版食管癌临床和病理学研究指南（JSED/JES，1999）中显示胸段食管癌淋巴结分期（N分期）的淋巴结图谱

（来源：Japanese Society of Esophageal Diseases.Guidelines for the clinical and pathologic studies on carcinoma of the esophagus.9th ed.Tokyo：Kanehara，1999.）

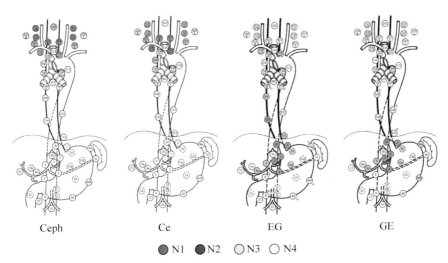

Ceph　　　　　　Ce　　　　　　EG　　　　　　GE

●N1　●N2　○N3　○N4

彩插2　第10版日本食管癌分期（JES，2007年）中显示颈部和食管胃交界部肿瘤淋巴结分期（N分期）的淋巴结图谱

（来源：Japan Esophageal Society.Japanese Classification of Esophageal Cancer. 10th ed.Tokyo：Kanehara，2007.）

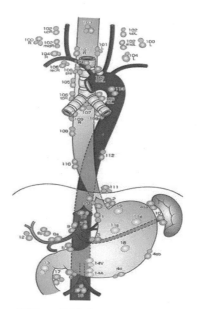

彩插3　区域淋巴结清扫的部位

注：①颈部淋巴结：101 颈部食管旁淋巴结；104 锁骨上淋巴结。②胸腔淋巴结：105 上段食管旁淋巴结；106 胸段气管旁淋巴结；106rec 喉返神经旁淋巴结；106pre 气管前淋巴结；106tb 气管支气管淋巴结；107 隆突下淋巴结；108 中胸段食管旁淋巴结；109 主支气管淋巴结；110 下段食管旁淋巴结；111 膈肌上万淋巴结；112 后纵隔淋巴结。③腹部淋巴结：1 贲门右淋巴结；2 贲门左淋巴结；3 胃小弯淋巴结；7 胃左动脉淋巴结；8 肝动脉淋巴结；9 腹腔动脉淋巴结。

（来源：Japan Esophageal Society.Japanese Classification of Esophageal Cancer.

10th ed.Tokyo:Kanehara，2007.）

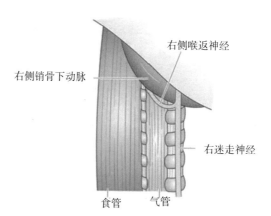

右侧喉返神经

右侧锁骨下动脉

右迷走神经

食管　气管

彩插4　右喉返神经处于右锁骨下动脉的末端，清扫右喉返神经周围淋巴结

（来源：Nobutoshi Ando. Esophageal Squamous Cell Carcinoma：Diagnosis and Treatment.Tokyo：

Springer Japan，2015.）

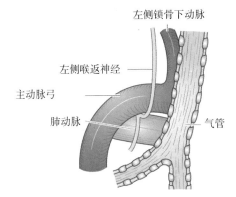

左侧锁骨下动脉

左侧喉返神经

主动脉弓

肺动脉

气管

彩插 5 显露左锁骨下动脉，清扫左喉返神经旁淋巴结。显露主动脉弓和左支气管之间
的左肺动脉主干，清扫左侧气管 – 支气管旁淋巴结

（来源：Nobutoshi Ando. Esophageal Squamous Cell Carcinoma：Diagnosis and Treatment.Tokyo：

Springer Japan，2015.）

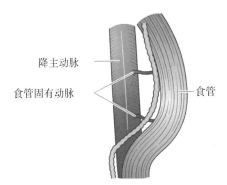

降主动脉

食管固有动脉

食管

彩插 6 解剖食管中下段以暴露降主动脉，食管下段后方的胸导管被结扎和分离后，将
和食管一起被切除

（来源：Nobutoshi Ando. Esophageal Squamous Cell Carcinoma：Diagnosis and Treatment.Tokyo：

Springer Japan，2015.）

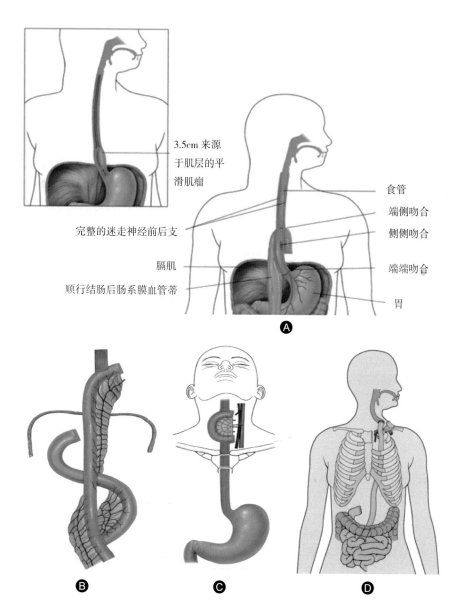

3.5cm 来源于肌层的平滑肌瘤

完整的迷走神经前后支

膈肌

顺行结肠后肠系膜血管蒂

食管

端侧吻合

侧侧吻合

端端吻合

胃

Ⓐ

Ⓑ **Ⓒ** **Ⓓ**

彩插 7　空肠代食管吻合术

图注：A：Merendino 保留迷走神经的空肠代食管术；B：中胸段空肠代食管术；C：颈段游离空肠代食管术；D：长段带蒂加压空肠代食管。

（来源：Gaur P，Blackmon SH.Jejunal graft conduits after esophagectomy.J Thorac Dis，2014，6（S3）：S333-S340.）